U0246040

计算机辅助诊断帕金森综合征研究

基于进化算法的运动迟缓特征分析

句 全 ◎ 著

Research on Computer Aided Diagnosis of

PARKINSON'S
DISEASE

Analysis of the Characteristics of Motor
Retardation Based on Evolutionary Algorithm

中国财经出版传媒集团

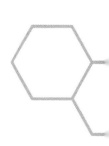

经济科学出版社
Economic Science Press

·北京·

图书在版编目（CIP）数据

计算机辅助诊断帕金森综合征研究：基于进化算法
的运动迟缓特征分析／句全著．—北京：经济科学出
版社，2022.4
ISBN 978 - 7 - 5218 - 3613 - 4

Ⅰ.①计…　Ⅱ.①句…　Ⅲ.①计算机应用 - 帕金森综
合征 - 诊断学　Ⅳ.①R742.504 - 39

中国版本图书馆 CIP 数据核字（2022）第 063106 号

责任编辑：宋艳波
责任校对：徐　昕
责任印制：邱　天

计算机辅助诊断帕金森综合征研究
——基于进化算法的运动迟缓特征分析
句　全　著

经济科学出版社出版、发行　新华书店经销
社址：北京市海淀区阜成路甲 28 号　邮编：100142
总编部电话：010 - 88191217　发行部电话：010 - 88191522
网址：www. esp. com. cn
电子邮箱：esp@ esp. com. cn
天猫网店：经济科学出版社旗舰店
网址：http：// jjkxcbs. tmall. com
固安华明印业有限公司印装
710 × 1000　16 开　9.25 印张　200000 字
2022 年 4 月第 1 版　2022 年 4 月第 1 次印刷
ISBN 978 - 7 - 5218 - 3613 - 4　定价：48.00 元
（图书出现印装问题，本社负责调换。电话：010 - 88191545）
（版权所有　侵权必究　打击盗版　举报热线：010 - 88191661
QQ：2242791300　营销中心电话：010 - 88191537
电子邮箱：dbts@ esp. com. cn）

前　言

　　帕金森综合征的患病率在总人口中大约占比为1‰，而老年（60岁以上）人群的患病率则上升为约1%。患者在早期会出现肢体姿势运动障碍、肢体运动缓慢及面部表情异常等情况，并且帕金森综合征的症状将会随着时间的流逝逐渐恶化。疾病发展的最后阶段患者将失去行走和说话能力，并且还会无法完成一些肢体运动或者保持一定的肢体姿势。帕金森综合征存在三个主要症状：震颤（tremor）、僵硬（stiffness of limbs）和运动迟缓（bradykinesia）。丘脑（thalamus）和基底神经节（basal ganglia）中特定结构的功能异常被认为是帕金森综合征的直接原因。多巴胺替代疗法、神经外科和基因疗法是当前帕金森综合征的主流疗法。然而，目前帕金森综合征的最根本起因仍未得到非常完备的解释和理解，特别是当前尚无可用于在临床环境中准确诊断帕金森综合征的定量方法。临床诊断中通常依靠基于相对主观标准的临床测试，如帕金森综合征病情分级量表（UPDRS）诊断标准是用于判断帕金森综合征严重程度的最流行的评估方法，但UPDRS仅是主观判断且缺乏定量准确性。同时，也有一些其他类型的疾病如亨廷顿病、阿尔茨海默病和多系统萎缩症同样具有这些症状。超过1/4的被诊断为帕金森综合征的患者中实际上患的是其他类型的疾病。基于神经影像脑扫描（PET）和肌电图（EMG）等技术，用来监测帕金森综合征的发展以排除其他疾病的可能，但这些都是属于资源成本极高的技术与手段，很少有医疗机构和病患能够实现和承担高频率的定期检测。根据目前诊断帕金森综合征的这些困难，有必要寻求一种更好的方法检测帕金森综合征，从而实现对帕金森综合征的准确诊断。运动迟缓是帕金森综合征的关键症状之一，但是由于症状表现过于复杂和微妙，一般传统医疗中基本无法使用低成本的常规手段进行诊断。

本书首先介绍和回顾了计算机技术诊断帕金森综合征的大量研究成果，着重讨论和总结了诊断帕金森综合征运动迟缓的技术要点，以及要克服的困难及问题。其次，讨论并提出了使用计算机或电子设备来实现对帕金森综合征的运动迟缓症状的量化检测思路和方法。再次，所关注和实施的研究工作的主要目的是寻找一种利用计算机以及信息技术来量化运动迟缓的合适方法，从而克服运动迟缓的复杂特征和缺乏病理知识等难点。最后，创新性地介绍了一种基于数字化平板设备的图形复制与绘制任务的新颖应用和算法，对精心设计的预设图形的复制描绘动作所产生的运动数据进行采集和分析，将帕金森综合征患者与年龄匹配的健康对照受试者复制描绘预设图形的动作的执行情况及运动数据结果进行采集和分析。通过图形复制任务中绘图笔的运动速率曲线对运动迟缓进行评估和诊断，并基于遗传算法对数据进行处理分析。书中所提出的方法在对比实验中获得了令人鼓舞的结果，可以正确区分帕金森综合征患者与年龄匹配的健康对照受试者。此方法非常重要的一个优点是，该分析诊断方法是无创的，并且具有非常低的成本消耗，非常适合应用于日常高频率周期性测试诊断。

目　录

第一章　导　　言

第一节　帕金森综合征简介

帕金森综合征（Parkinson's disease）是一种神经性疾病，主要是由于多巴胺的神经元（dopaminergic neurons）丧失而导致的运动和情绪受限。英国医师詹姆士·帕金森（James Parkinson，2002）于1817年最早将帕金森综合征描述为是一种慢性持续的神经系统疾病，其症状会随时间逐渐恶化。这种疾病最常见的发病年龄是在中年之后。症状最初会出现在患者肢体的一侧，然后逐渐出现在其两侧肢体。经过约十年的时间，帕金森综合征的患者将处于完全无法控制身体运动的状态。这种影响人群极为广泛的慢性神经元退化性疾病，是一种仅次于阿尔茨海默病之后排名第二位的常见的神经变性病症（neurodegenerative diseases）。帕金森综合征患者的年龄通常在60岁以上，但早发帕金森综合征和青少年诊断为帕金森综合征的情况也是存在的。即便帕金森综合征的发病率会随着年龄的增长而增加，但依然有约4%的帕金森综合征的患者在50岁以下。在全球范围内，在欧美人群当中的发病尤为常见。一般而言，成年男性患帕金森综合征的概率要比女性高1.5倍。即使被统计出的帕金森综合征发病率惊人的高，但目前的帕金森综合征病例的统计数据依然可能是被低估的。这是因为成千上万的未统计病例可能未被正确检查确诊或被其他类型疾病的临床诊断所掩盖。综上所述,如今帕金森综合征已成为一个非常值得关注的世界性公共卫生问题。

从当前的研究判断,帕金森综合征是在大脑的黑质(substantia nigra)和基底神经节(basal ganglia)中的多巴胺神经元枯竭的结果(Tysnes et al.,2017)。黑色素化多巴胺能神经元(melanized dopaminergic neurons)产生化学信使的能力逐渐丧失应该是帕金森综合征的病理学根源和特征。当多巴胺的损失超过4/5时,帕金森综合征的患者就会开始出现一些典型症状。这些多巴胺损失主要发生在大脑的黑质区域,该区域主要负责人类的运动机能。尽管帕金森综合征存在许多可能的表现症状,但其通常与渐进性运动迟缓有关,包括运动缓慢、肢体震颤及肌肉僵硬,并且这些症状会随着时间的推移而逐渐加重。病患步态的节奏、嗜睡和冻结步态(gait freezing)是帕金森综合征的常见症状。另外,帕金森综合征患者通常会表现出语言和书写能力的显著变化(Burke,2010)。帕金森综合征的亚型分类目前未被明确定义,但一般会基于其严重程度分为:温和帕金森综合征、中等帕金森综合征和晚期帕金森综合征(Fereshtehnejad et al.,2017)。表1.1中列出了它们的症状。由于帕金森综合征目前无法被完全治愈,因此,在其病症发展的早期阶段使用了多种化学方法来进行治疗,一种是左旋多巴(L-dopa);另一种有效的治疗方法是植入类似于心脏起搏器的装置(DBS),用电流刺激大脑中的某些目标区域(Karamintziou et al.,2015)。

表1.1　　　　　　　　　　帕金森综合征发病进展程度及其症状

发病程度	表现症状
轻度	(1)身体一侧出现运动障碍 (2)身体姿势和面部表情变化受到影响 (3)走路有点困难

发病程度	表现症状
中度	(1) 身体两侧出现运动障碍 (2) 肢体的平衡和协调受损 (3) 步态冻结表现明显
严重	(1) 伴有视觉幻觉和妄想的认知障碍 (2) 行走困难 (3) 行动严重依赖他人的帮助

第二节 导致帕金森综合征的因素

帕金森综合征的发病与一部分大脑的所谓黑质变性有关。一旦这些大脑区域的细胞开始死亡，大脑就会缺乏一种称为多巴胺的化学物质，而该化学物质在脑细胞中是参与肢体的运动控制。因此，多巴胺水平越低，患有帕金森综合征的概率就越高（Burke，2010）。在没有这种多巴胺化学物质的情况下，脑神经细胞将无法再正确发送信息，从而导致患者出现抑郁、睡眠障碍、记忆力减退及其他与自主神经系统有关的病症。此外，帕金森综合征也可能由某些遗传原因触发（Burke，2010）。帕金森综合征存在第二种形式，被称为特发性帕金森综合征（IPS）。该病存在有不同的致病病因，如药物副作用和血管压性脑病，因而使其与普通的帕金森综合征区别开来。特发性帕金森综合征也可能产生神经退行性疾病的后遗症（Levin et al.，2016）。此外，还有非典型帕金森综合征（APS）；如渐进性核上性麻痹（PSP）和多系统萎缩症（MSA），其广泛分布的神经元牵连导致额外的临床征象、更快速的疾病进展以及对多巴胺替代疗法的反应较差，使其与普通帕金森综合征区别开来（Rusz et al.，2015）。

由于帕金森综合征其病因来源尚未被彻底解释，大约 80% 的帕金森综合征群体被视为特发性，而剩余 20% 的案例被认为是遗传。有帕金森综合征历史的家族人群存在很高的患病风险，某些基因遗传结合的变化提高了帕金森综合征的风险。有研究显示富含亮氨酸的重复激酶 2（LRRK2）中的突变（Cookson，2010；Li et al.，2014）、帕金森病相关的渐屈剂（Park7）、Parkin RBR E3 泛素蛋白连接酶（PRKN）、Pten 诱导的调用激酶 1（Pink1）（Pickrell et al.，2015）或 α－突触核蛋白都有可能与帕金森综合征患病的风险相关（Nuytemans et al.，2010；Oczkowska et al.，2013）。

另外，某些基因如葡萄糖糖苷酶（GBA）和泛素 C－末端水解酶 L1（UCHL1）（Andersson et al.，2011），可以在某些家族遗传中导致帕金森综合征相对更高的患病风险。西德兰斯基和洛佩兹（Sidransky & Lopez，2012）的研究表明，具有 GBA 相关类型的个体与没有 GBA 相关的帕金森综合征的个体相比，会更容易出现早期发病并且具有更多的由患病导致的认知变化。他们认为在对 GBA 相关的帕金森综合征中隐藏的病理机制的研究测定是可以完善我们对这种疾病的遗传学、病理生理学、早期干预与治疗的理解。巴尔库泽纳等（Barkhuizena et al.，2016）仔细检查和研究了与 GBA 相关的帕金森综合征发病进展和细胞生物学过程。他们发现 GBA 突变影响了酶促功能以及认知下降，并且 GBA 活性的降低增加了 α－突触核蛋白水平，而 α－突触核蛋白水平的积累是帕金森病的主要神经病理标志（Oeda et al.，2015）。

一般而言，研究人员推测基因突变与环境暴露之间的相互作用可以有助于对帕金森综合征的研究进展。研究表明，过多接触除草剂和农药等毒素是帕金森综合征的可能危险因素之一。另外，还有一些因素如饮用地下水，接触重金属如锰等，都被认为是帕金森综合征的一些致病因子（J. Campdelacreu，2014）。

第三节　帕金森综合征的可测量指标

一、生物标记

帕金森综合征的生物标志物可以被用来检测帕金森综合征病理进展，并可以用于检查药物治疗抑制多巴胺能神经元损失的效果。例如，脑脊液试验、非运动临床症状的标记以及几种成像方式被用作帕金森综合征的早期诊断（Pahwa et al.，2010；Su et al.，2015；Lin et al.，2015；Martin-Bastida et al.，2017）。

非运动临床症状包括神经精神病疾病、REM 行为睡眠障碍、嗅觉异常和抑郁症（Abrahams，2012；Pagan，2012）。切尔纳克等通过将差动语音信号应用于其病理语音来表征帕金森综合征患者的语音特征（Cernak et al.，2017）。他们观察到帕金森综合征患者的语音通常表现有类似叽叽嘎嘎、假嗓子、沙哑及带喘息声和声音失调等声音特征。使用语音后验来区分模态和非模态发声，然后使用欧几里得距离来计算非模态和无序统计之间的相似度。因此，可以由语音质量频谱来归纳帕金森综合征患者的平均语音质量（Gomez-Vilda et al.，2017；Sadikov et al.，2017）。

脑脊液（CSF）向大脑提供初级免疫和机械保护。它被认为是可获得的脑源性蛋白质来源。α－突触核蛋白和 DJ－1 蛋白的减少可以作为帕金森综合征诊断中的定性特征（Shi et al.，2011）。使用 Luminex 测定法测量从帕金森综合征患者和健康受试者收集的脑脊液中的 Tau、淀粉样蛋白 β 肽 1－42（Aβ1－42）、分形趋化因子、磷酸化 Tau 和 FLT3 配体水平。通过评估这些生物标记物，使用预测分析软件（PASW）可以统计量化帕金森综合征的病例诊断以及患病的严重程度。可以通过 Tukey 测试和线性回归分析耦合的差异分析（ANOVA）分别分析各组之间的差异性与相关性。

林奎斯特等（Lindqvist et al.，2013）研究了神经炎症在帕金森综合征的病理生理学中的影响因素，如认知障碍、焦虑、疲劳和抑郁症。他们量化了来自帕金森综合征患者和健康受试者的免疫成分：C - 反应蛋白（CRP）、IL - 6（白细胞介素 - 6）、TNF - Ⅰ（肿瘤坏死因子 - α）、干扰素 γ 诱导的蛋白 - 10、嗜酸细胞活化趋化因子、巨噬细胞炎症蛋白 1 - β、单核细胞趋化蛋白 - 1（MCP - 1）。一些症状如抑郁、疲劳、认知障碍和焦虑可以通过慢性疾病疲劳的功能评估（Cella，1997）、智商测试（Folstein et al.，1975）和医院焦虑抑郁量表（Zigmond et al.，1983）进行相应评估。当年龄、性别和身体疾病相互匹配时，可以发现有认知障碍帕金森综合征患者的 C - 反应蛋白水平高于没有认知障碍的帕金森综合征患者和健康受试者。因此，可以得出结论：脑脊液中较高水平的 C - 反应蛋白与帕金森综合征患者的抑郁、焦虑、疲劳和认知障碍的严重程度有着显著关联。

格米特罗娃等（Gmitterova et al.，2018）评估了调查标志物如 8 - 羟基 - 2 脱氧核苷酸（8 - OHDG）和 8 - 羟基核苷酸（8 - OHG）的差异，并分析了在疾病发展过程中改变标志物水平的临床因素。使用帕金森综合征患者与对照的健康受试者的脑脊髓液和血清进行调查标记分析。他们观察到帕金森综合征患者中高水平的脑脊液（Cerebrospinal fluid）有上述标记物标记，而在健康受试者中不存在。另外，他们还总结出疾病和年龄的情况影响了 8 - OHDG 和 8 - OHG 的水平。

尤瓦拉吉等（Yuvaraj et al.，2014）使用 EEG 信号和频谱特征的情感信息，将帕金森综合征患者与正常人进行了分类。他们基于六种基本情绪（愤怒、厌恶、恐惧、高兴、悲伤及惊讶），使用多峰刺激来记录情绪 EEG 信号。高阶频谱分析（Acharya，et al.，2011）结合 k 最近邻和支持向量机（Castillo et al.，2015；Direito et al.，2017；Dai，2017）被应用于脑电信号分析。所有六个情绪状态都进行了分类，并使用十倍交叉验证法来测试分类器的性能。他们观察到帕金森综合征患者的情绪特征受损，较高的频段在情绪活动中发挥了重要作用。在尤瓦拉吉等的另一项研究中比较了四种不同的脑电图特征对情绪状态的分类，并通过多种学习追踪了这些状态的轨迹。他们观察到，双谱特征优于功率谱，小波包熵和非线性动力学分析以及情绪变化的轨迹可以通过流形学习在帕金森综合征特征中进行概念化。作为上述研究的继续，尤瓦拉吉等使用双谱功能连接指数研究了没有痴呆的帕金森综合征患者的情绪状态分类中脑功能连接模式的变化（Yuvaraj et al.，2016）。他们得出的结论是，功能连通性指数的降低表明帕金森综合征大脑皮层区域之间的功能不连通。

最近，尼拉西等（Nilashi，et al.，2017）提出了一种使用聚类、预测技术和噪声的组合来预测疾病预测。他们通过分类树和回归树生成了模糊规则，并观察到将分类树/回归树与噪声消除、模糊规则（Abbasi et al.，2017）和聚类方法相结合，可以提高帕金森综合征、间皮瘤和比马印第安人糖尿病等疾病的诊断准确性。

二、脑神经影像成型方式

在过去的三十年中，分子、结构及功能性神经影像成分已被用于研究和自动诊断神经系统疾病，如阿尔茨海默氏病（Ahmadlou et al.，2011）、癫痫（Acharya et al.，2013）、酒精中毒（Acharya et al.，2014）、注意力缺陷多动障碍（Ahmadlou et al.，2011）以及抑郁症（Ahmadlou et al.，2012）。这些神经影像学技术最近已经应用于帕金森综合征的诊断方法。正电子发射断层扫描、功能性磁共振成像（Ferdowsi et al.，2015）、脑超声检查（Li et al.，2016）、磁性脑图（Ahmadlou et al.，2013）或单光子发射计算断层扫描等技术可用于检查大脑的多巴胺能系统以便了解其病理学原理。但帕金森综合征的症状不仅限于震颤、肢体僵硬和运动障碍（Politis，2014）。基于临床症状的帕金森综合征早期诊断是一个很困难的挑战，因为电动机特征和认知障碍的明显差异很难被观察。

近年来，各种基于非线性分析、机器学习技术（Koziarski et al.，2017）和神经网络（Zeinalia et al.，2017）的研究应用表明了这些对于神经系统早期介入的研究方法的重要性（Strom et al.，2011）。自动诊断系统由各种步骤组成，包括用输入和预处理步骤去除噪声并增强图像的分辨率，特征提取步骤从图像中选择隐藏的签名，选择有效的特征以及将图像分类到各自的类别。

奥利维拉等（Oliveira et al.，2015）从公共可用的数据集获得SPECT 脑数据——帕金森的初始化进展标记。希尔绍尔等介绍了一种使用 Ahmadlou 和 Adeli 的增强概率神经网络（EPNN）来检测帕金森综合征的计算机辅助检测方法（Hirschauer et al.，2015；Ahmadlou et al.，2010）。班纳吉等使用 MRI 的脑图像通过 CAUCHY 变形张量（CDT）和分数各向异性（FA）自动检测和区分正常人与帕金森综合征患者的脑部扫描数据。西格姆等评估了使用 PCA（Rembado et al.，2017）和SVM（Dai，2017）分类器在 40 个帕金森综合征患者与 40 个健康受试者的 3D MRI 图像上的实验效果（Cigdem et al.，2018）。

各种信号处理方法包括高阶光谱（HOS）（Acharya et al.，2018）、小波变换（Han et al.，2013）、模糊模型（Ornelas-Vences et al.，2017）以及深度学习（Kim et al.，2018）已经被应用于实现自动检测帕金森综合征。帕金森综合征患者的脑电图（EEG）异常的发生率会高于正常人群。在帕金森综合征患者中可以观察到脑电图背景活动普遍减慢，但这并非特定于帕金森综合征患者。克拉森等（Klassen et al.，2011）观察到定量的脑电图节律频率和 theta 频带中的相对功率的测量是诊断帕金森综合征的潜在预测生物学标志。

汉等（Han et al.，2013）研究了帕金森综合征发作期间脑活动的异常情况。对帕金森综合征患者和与年龄相关的受试者分别记录休息状态的脑电图（EEG）信号。由于小波包变换（Jiang et al.，2004）提供比标准小波变换更好的多分辨率能力（Alhasan et al.，2016），小波包熵（WPE）和 AR BURG 方法可以根据其频带对 EEG 信号进行分类。他们观察到，帕金森综合征患者的熵值明显高于使用 WPE 方法的健康对照组；在帕金森综合征患者中，使用 AR Burg 方法，θ 和 δ 频带的相对能量增加，而 α 和 β 频带的相对能量降低。尤瓦拉吉等使用高阶光谱特征提取器来表征帕金森综合征和普通 EEG 信号。他们使用支持向量机（SVM）分类器实现了 99.62% 的精度。此外，他们还定义帕金森综合征诊断指数，通过使用一系列数值区分正常人和帕金森综合征患者的 EEG 信号。最近欧等（Oh et al.，2018）开发了三十层的 CNN 模型，通过 EEG 信号检测帕金森综合征患者，这一方法实现了 88.25% 的准确率和 84.71% 的敏感性。

此外，语音信号也可以用来诊断帕金森综合征。哈里哈兰等（Hariharan et al.，2014）使用语音信号实现了 100% 的帕金森综合征的自动检测精度。他们提取了呼吸困难特征，并对这些特征进行了还原，如顺序向后选择（SBS）、顺序前进选择（SFS）、线性判别分析（LDA）（Samant et al.，2000）和主成分分析（PCA）。张等（Zhang et al.，2017）启动了一种创新的方法区分帕金森综合征和健康人的语音信号，最终获得了 94%～98% 的大致精度。此外，赫拉夫尼卡等（Hlavnicka，et al.，2017）研究了语言作为生物标志物的相关性，用于诊断睡眠行为障碍的患者中帕金森综合征的初步诊断。

乔希等（Joshi，et al.，2017）基于步态分析提出了一种用于帕金森综合征分类的自动非侵入方法。奥内拉斯—旺斯等（Ornelas-Vences et al.，2017）介绍了一种评估帕金森综合征患者的模糊推理模型。萨摩等使用 SVM 分类器用以描述和区分 12 个帕金森综合征受试者的腰部磨损的三轴加速度信号。

昂等（Oung et al.，2018）研究了关于语音和运动信号不同水平的帕金森综合征疾病严重性。他们采用了经验小波分组变换（EWPT）和经验小波变换（EWT）将信号分解成频率和幅度系数，然后将这些熵特征提取出来，并输入三个分类器中，即从 KNN、概率神经网络（PNN）（Zeinalia et al.，2017）和极限学习机（ELM）进行分类。这种技术通过三种分类器分别实现了 93.26%、95.22% 和 95.93% 的精度。吉米等（Kim et al.，2018）使用卷积神经网络（CNN）开发了一种自动帕金森综合征检测算法。

第四节　帕金森综合征的诊断

为了更好地控制此类疾病并提高帕金森综合征患者的生活质量，研究人员从生物化学的角度对行为驱动的研究以及计算机辅助诊断进行了一系列探索。其中，利用计算机技术和工具是一种更快、更有效进行帕金森综合征诊断的方式。很多相关研究利用了多种最前沿的计算机技术来分析和诊断帕金森综合征病患表达出的重要的病理特征。例如，斯帕多托等（Spadotto et al.，2010）引入了最佳路径森林（OPF）分类器（Papa et al.，2009）来帮助自动识别帕金森综合征。这些研究人员后来又提出了一种基于进化的方法，选择最具区分度的特征集合，来帮助改善局部放电的发生率（Spadotto et al.，2011）。由于 OPF 分类器无需参数且易于管理，因此可能是一种合适的工具。

潘等（Pan et al.，2012）分析了具有径向基函数支持向量机（SVM-RBF）的表现和性能，用以比较帕金森综合征患者的震颤病症。加雷乔波格等（Gharehchopogh et al.，2013）使用带有多层感知器的人工神经网络来诊断由帕金森综合征引起的病症。随后哈里哈兰等（Hariharan et al.，2014）开发了高斯混合模型的特征加权方法，提高了基于语音困难特征的判别能力，从而实现了 100% 的分类精度。然而需要注意的是，其实验是基于理想的参数及环境条件，这意味着实际的识别率通常不能推广到各种未知数据。佩克等（Peker et al.，2015）也使用了基于声音的特征和复数值神经网络来辅助诊断帕金森综合征。布拉茨等（Braatz et al.，2015）基于生化系统理论开发了一个数学模型，以检查帕金森综合征发展过程中的各种病理变化，并确定哪些阶段将是最有效的治疗节点。该模型提出应尽早启动并使用组合工具是最有效和合理的选择。

从以上的研究可以发现，大多数解决帕金森综合征自动重新识别的工作是基于语音的数据。由于大多数量化语音信号的周期性和规律性的技术仅应用于有声领域，因此这些研究都积极地采用了识别有声和无声（无声）时段的程序来分析连续语音样本。达斯（Das，2010）比较了多种用于帕金森综合征诊断的分类方法，其中包括神经网络、回归树和决策树。几种评估方法分别被用来估算分类器的性能。评估是基于一个由来自 31 人的一系列生物医学语音测量结果组成的数据集，其中 23 人被诊断出患有帕金森综合征。评估基于神经网络的分类器获得了最好的结果（约 92.9% 的帕金森综合征识别率）。但是，其他疾病的病理学特征也可能产生语音差异，如轻度认知障碍（MDI）、阿尔茨海默氏病（AD）和抑郁症。2014 年，韦伯等（Weber et al.，2014）使用电子手写笔结合 SVM 分析帕金森综合征患者的手写运动数据。

基于图像处理的方法，尽管与信号驱动技术相比数量要少，但是也已被用于检测帕金森综合征。2015 年，佩雷拉等（Pereira et al.，2015）提出从患者按要求绘制的图画中或笔迹中提取特征。他们还设计并提供了一个名为"Hand PD"的数据集，其中包含从笔迹测试中提取所有图像和特征。2018 年，佩雷拉等使用卷积神经网络在计算机辅助帕金森综合征识别的背景下分析与手写动态相关的运动数据。

帕斯洛斯塔等（Pasluosta et al.，2015）通过评估医疗保健环境中的物联网平台，将帕金森综合征视为代表疾病模型。他们特别考虑了在医疗保健场景中可穿戴技术与物联网相结合的潜力，以及患者参与症状评估、诊断和连续治疗方案的可能性。赵等（Zhao et al.，2015）还分析了帕金森综合征中的电子医疗支持，但现在使用了智能眼镜。

哈里斯等（Harris et al.，2015）分析了改善静态和动态平衡的运动游戏作为一种可行的治疗工具的可能。斯坦福等（Stamford et al.，2015）在 2015 年评估了不同工程技术在帕金森综合征诊断背景下的应用。埃克尔等（Ekker et al.，2016）基于可穿戴设备进行了视觉康复研究，该研究利用远程医疗对帕金森综合征患者进行神经康复治疗。

由于帕金森综合征是一种不可治疗的疾病，这些药物作为大脑的多巴胺替代品只帮助管理疾病的症状。卡比多巴—左旋多巴（Carbidopa-Levodopa）、卡比多巴—左旋多巴输注和多巴胺激动剂（一种激活多巴胺受体的化合物）是一些常见的开给帕金森综合患者的处方药。除了药物外，物理和舞蹈疗法也被提出作为治疗帕金森综合征的方法，因为它们有助于减少肌肉僵硬并改善移动性、步态和心理健康。陈等（Chen et al.，2013）建议除了药物和手术治疗外，还可以使用辅助设备来管理老年帕金森综合征患者。

赖等（Rai et al.，2017）仔细探索和研究了帕金森综合征的 Mucuna Pruriens（MP）的免疫调节。Mucuna Pruriens（MP）是从一种热带的豆科植物中提取的药物，具有抗癫痫、抗肿瘤、镇痛、抗炎和抵抗微生物等几种性质。MP 通过调节免疫成分的活性（TNF – α、IL – 1β、IL – 2、IL – 6、Lambda 干扰素、INOS 诱导型一氧化氮合酶）来影响帕金森综合征的发病进程。

第五节 总 结

帕金森综合征等神经系统疾病由于神经连接系统影响脑的功能发生变化，导致病患行为模式发生改变，其中认知障碍姿势不稳定、肢体僵硬、震颤和运动迟缓是帕金森综合征患者的典型特征。然而这些渐进特征与其他神经系统疾病有着显著的病理以及临床特征重叠。目前药物、手术及体育/康复活动在一定程度上可以帮助管理和控制此类疾病的进展。除了基因治疗、神经移植、神经保护和药理治疗外，研究人员正在积极研究旨在鉴定此类疾病特别是帕金森综合征的生物学/病理学特征标志，从而可以实现早期诊断。利用先进的信息技术/计算机数据分析进行神经影像成型模型（Palomo et al.，2016；Arena et al.，2016）提供了一些帕金森综合征的早期检测和干预的富有希望的研究方向与路径。然而使用脑电图、步态或语音信号诊断帕金森综合征的主要挑战是噪声和伪影的干扰。由于帕金森综合征患者的肌肉震颤，传感器也会随之移动。因此很难获得诊断所需的高质量的清洁信号。研究人员需要具有非常好的噪声消除过滤器来消除噪声。另外，获取相关数据的便利度与成本也是两个非常重要的考量因素。为了以较高频次周期性地观察病理进展，获取特征数据的手段应尽可能地减少侵入性和复杂程度，并且其成本花销应保持在一个可承受的较低的范围内，否则即使相关技术的准确度很高，也会因上述原因无法得到实际应用。因此现阶段，如果以实际应用为目标，探索和研究利用计算机技术诊断帕金森综合征相关病理特征与病理进展，应寻找一条具有高便利度、低成本且准确度足够的路径和方向。

第二章　计算机辅助诊断帕金森综合征研究回顾

第一节　简　介

　　帕金森综合征是一种神经系统疾病，其特征是情绪和行动能力的非自愿减慢，包括手、四肢、下颌和脸部出现震颤、肌肉僵硬以及运动障碍。这是一种既不具有传染性又非遗传性的慢性疾病。帕金森综合征的患病率大约为1‰，而60岁以上人群的患病率则为1%（Hornykiewicz，2001）。常见的帕金森综合征的发病很可能会在中年发生。症状最初先出现在身体的一侧，然后是身体的两侧。经过十几年的时间，病患将由完全行为能力发展到无能为力的状态。黑色素化多巴胺使神经元产生化学信使的能力逐渐丧失是帕金森综合征最可能的病理特征。当多巴胺的损失超过4/5时，就会出现帕金森综合征的症状（Hornykiewicz，2001）。这些损失主要发生在大脑的黑质区域，该区域负责控制人类的运动能力。因此，患者在早期会出现肢体姿势障碍、身体移动变缓以及面部表情异常的情况。随着时间的流逝，症状逐渐恶化，患者将失去走路和说话的能力，并且无法完成一些肢体运动和保持肢体姿势稳定。帕金森综合征的三个主要症状是震颤、僵硬和运动迟缓。需要注意的是，一些其他疾病也可能会产生这些症状，如亨廷顿氏病、阿尔茨海默氏病和多系统萎缩症（MSA）。丘脑和基底神经节中特定结构的异常功能被认为可能是该疾病的直接根源。然而不幸的是，帕金森综合征的根本原因仍未得到彻底的理解和解释（Korczyn，2015）。多巴胺替代疗法是帕金森综合征以及神经外科和基因疗法的流行疗法（Hornykiewicz，2001）。

目前，尚无可适用于临床环境中准确诊断帕金森综合征的定量方法。相关医生通常依靠基于相对主观标准的临床测试，其中包括帕金森综合征病情分级量表（UPDRS）（Martinez-Martin et al.，1994）诊断标准，这是用于评估帕金森病严重程度最流行的评估方法。这种帕金森综合征的常规诊断所常用的症状评估量表 UPDRS，仅是主观的判断且缺乏定量准确性。曾发现超过 1/4 被诊断有帕金森综合征的患者实际上患有的是其他疾病。因此，诸如神经影像脑扫描（PET）和肌电图（EMG）等技术被引入测试来监测帕金森综合征病患的发病进展。但是，这些技术都依赖相应昂贵的医疗设备，都是属于资源密集型的技术，因此从成本上这些技术很少能实现定期执行。运动迟缓是帕金森综合征的主要症状之一，但病例表现过于复杂和微妙，很难使用常规手段进行检测和诊断。因此，本书研究工作的一个主要目的是探索并寻找到一种利用计算机技术来量化测量运动迟缓的合适方法，从而实现对帕金森综合征的诊断和病情判断。

第二节　研究背景和回顾

大多数基于计算机辅助的帕金森综合征诊断系统都使用来自图像或其他类型信号产生的数据。例如，可以采集源自某些手写任务（如绘制螺旋曲线）时的震颤量作为基础数据。通常来说可以从传感器中提取出运动信号，进而检测冻结步态、识别肌肉动作异常或检测语音发生的一些细微变化。除了这些数据来源外，数据采集设备的数量、类型和规模/尺寸都不尽相同。举例来说，可以从数字麦克风获取语音变化，也可以通过其他传感器检测肌肉僵硬程度。多种前沿计算机/信息技术都可以用于数据采集和处理，如虚拟现实和增强现实技术的应用可以降低数据采集中的方向干扰。但需要重点指出的是，成本的考量也是相关技术的一个非常重要的指标。

一、基于机器学习的分析方法

机器学习是计算机智能的一个分支，可以专门用于一些识别算法的开发。这些算法使计算机程序可以基于先前学习的经验信息和知识来提高其识别性能。德罗泰尔等（Drotar et al.，2016）研究了基于个人手写平均信息量、能量和技能等一些内在度量特征，充分利用手写运动和压力动作，应用 SVM-RBF 内核分类技术实现了约 81.3% 的精度。康诺利等（Connolly et al.，2015）基于植入深部脑刺激设备检测到的局部场电势应用线性判别分析支持（LDA）、支持向量机和 k 近邻（k－nn）等方法，从 15 名晚期特发性帕金森综合征的患者中截取了 83 个数据剪辑，获得了 91% 的识别准确率。

瓦希德等（Wahid et al.，2015）首先使用多元回归归一化策略来确定帕金森综合征患者与对照（健康）个体之间运动步态特征的差异。其次，他们评估了多元回归归一化机器学习策略对帕金森综合征步态分类的有效性。史密斯等（Smith et al.，2015）采用进化算法来提供临床相关客观测量，以识别人和动物模型中的帕金森综合征。通过非侵入性程序从商业传感器中收集人类数据，并使用具有和不具有帕金森综合征基因突变的果蝇收集动物数据。他们使用笛卡尔遗传程序设计将帕金森综合征患者与健康对照区分开来，并对患者运动障碍的严重程度进行分类。

希尔绍尔等（Hirschauer et al.，2015）提出了一种基于连续发声样本属性的帕金森综合征诊断的新方法。这种方法应用了所谓最小冗余最大相关性（mRMR）的技术来识别最相关的属性，并将结果与各种特征选择算法进行比较。此研究中使用的数据集最初是从牛津大学与科罗拉多州丹佛市国家语音和语音中心合作项目中获得的。在特征选择过程之后，数据输入不同的神经分类器：标准人工神经网络（ANN）和复杂值神经网络（CVANN）。其实验结果令人鼓舞：ANN 的准确度为94.28%，CVANN 的准确度为98.12%。

艾哈迈德卢等（Ahmadlou et al.，2010）提出了一种增强的概率神经网络（EPNN）。这种机器学习技术围绕训练样本的局部决策圈来控制高斯核的扩散。基于帕金森综合征进展指标 Initiative3 数据集，该方法在对帕金森综合征患者与健康人进行分类时获得了98.6%的准确度，在处理 6 项临床检查数据和大脑两个感兴趣的区域功能性神经影像学数据时的重新识别率达到了92.5%。

塞戈维亚等（Segovia et al.，2015）展示了一种基于 SVM 和贝叶斯网络的新方法，该方法利用 18F-FDG PET 数据集将 IPS 与 APS 分开，从而可以评估大脑的葡萄糖代谢。他们的方法达到了 78% 以上的准确率，在灵敏度和特异性之间取得了相对平衡的结果。结果表明，其所提出的方法适合于辅助帕金森综合征的诊断。库克等（Cook et al.，2015）提出采用智能家居和机器学习技术的结合来观察并量化帕金森综合征患者的行为变化。重点是帮助临床评估和更好地理解健康的老年人（HOA）与具有轻度认知障碍（MCI）的老年人之间的差异。智能家居、可穿戴设备和无处不在的计算技术可用于监视帕金森综合征患者的活动，以及查明健康的老年人与帕金森综合征或 MCI 的老年人之间的区别。但是有关设备也存在一些限制，如需要处理多人的设定操作以及活动出现中断的处理操作。

2015 年，沙米尔等（Shamir et al.，2015）提出了一种称为临床决策支持系统（CDSS）的方法，以检查患者特定症状和药物纳入三个关键功能的结果：信息检索、可视化治疗、关于预期有效刺激和药物剂量的建议。为了实现这一目的，他们使用朴素贝叶斯、支持向量机和随机森林来预测治疗结果。整合的机器学习算法能够在手术后一年准确预测86% 的运动改善评分。

塔克等（Tucker et al.，2015）提出了一种由非穿戴式多模态传感器组成的低成本数据挖掘驱动方法，可根据步态的变化就帕金森综合征患者对药物治疗方案的依从性进行建模和预测。使用患者的全身运动数据读数，可以使用个性化定制模型以 97% 的准确度区分正在接受和没有接受治疗的帕金森综合征患者。如果使用包含多个患者步态数据的通用模型则准确率能达到 78%。

普罗查兹卡等（Procházka et al.，2015）提出了一种新的贝叶斯步态识别方法，该方法使用 Kinect 传感器（数据采集和空间模型分析），结合信号处理技术和贝叶斯分类器进行步态特征分析，旨在识别受帕金森综合征影响的个体。辛格等（Singh et al.，2015）提出了一种创新性的有效方法来监测疾病的进展和临床诊断。该方法基于自组织图和最小二乘支持向量机的组合，对于使用 PPMI 数据集进行帕金森综合征的鉴别诊断，最终达到了高达 97% 的精度。他们还使用无监督学习技术来识别可靠的生物标记物，以帮助诊断神经退行性疾病。

二、基于图像分析的方法

张等（Zhang et al.，2015）研究了在病情还没有发生到痴呆阶段的帕金森综合征患者中可以检测到大脑皮层变薄的情况，而这些变化与测量的认知能力下降相关。他们使用高分辨率 T1 加权脑磁共振图像了解其与认知障碍的关系。先进的多层多元贝叶斯模型可以被用来分析大脑皮层厚度和变薄的模式，并且观察到了预期的结果。席曼斯基等（Szymanski et al. ，2015）使用 WEKA（Hall et al. ，2009）和粗糙集探索系统数据挖掘方法来分析通过单光子发射计算机断层扫描（SPECT）测量出的帕金森综合征患者局部脑血流量（CBF）等数据。结果表明，CBF 与帕金森病综合评分量表有一定关联，在一定程度上可以表明帕金森综合征状态与 CBF 的关联关系要强于其与运动症状的联系。

帕雷德斯等（Paredes et al. ，2015）开发了一种基于 Kinect 的电子运动状态捕捉系统 e-Motion Capture System，用于计算运动数据包括步伐节奏、步幅、步长、速度、加速度等会影响帕金森综合征患者的生活质量参数和数据。他们采用了多个相机捕捉三维运动跟踪步行测试中的步态模式来提高评估建议系统作为基准参考的可靠性。从实验中发现对疾病时间线变化敏感的运动和时空变量是可以通过电子运动捕捉系统测量和检测出来的。

赫瓦维塔拉内吉等（Hewavitharanage et al. ，2015）应用基于 SVM 的分割算法和灰度依赖性矩阵在帕金森综合征患者喉部的四维计算机断层扫描（CT）中识别声音障碍。巴尔钱德拉等（Bhalchandra et al. ，2015）使用图像分析通过 SPECT 图像分割大脑的高活动区域。这些区域与纹状体多巴胺转运蛋白的浓度相对应，负责传递与运动控制有关的多巴胺物质。他们通过基于支持向量机的判别分析达到了 99.42% 的准确率。吴等（Wu et al. ，2015）分析了描述特发性帕金森综合征患者步幅序列基础的随机过程的自回归（AR）模型，将帕金森综合征步幅序列与健康正常病例区分开。使用线性判别分析（LDA）和支持向量机，在健康和特发性帕金森综合征组的分析堆中，基于 SVM 算法表现比LDA 更好，具有较高的灵敏度（0.72）、特异性（0.89）以及曲线下面积值（0.83），证明自回归模型参数对步幅序列的分类有一定作用。

拉纳等（Rana et al., 2015）使用计算机辅助诊断技术，使用3D体积T1加权磁共振成像分析了受帕金森综合征影响的完整文献资料，以区分健康患者中的帕金森综合征患者。在基于支持向量机进行的实验中获得的最大精度为86.67%。罗莎等（Rocha et al., 2015）对比了最近版本的 Kinect（v2）在帕金森综合征临床评估中与以前的 Kinect（版本1）对正常和接受脑部刺激深层治疗的帕金森综合征患者获得的三维身体数据中的不同影响。其实验结果统计分析表明，步态参数对区分非帕金森综合征患者和帕金森综合征患者非常有用。使用新版本的 Kinect，准确性可以达到96%，而旧版本 Kinect 设备准确度为72%。

李等（Li et al., 2016）通过植入深部脑刺激装置的传感器获得和收集了10例帕金森综合征患者（6例男性和4例女性）的数据。丘脑下核（STN）通常在各种研究中被视为涉及帕金森综合征患者治疗的最重要的大脑区域之一。他们开发了一种使用 Level Set 方法进行图像分割的 MRI 数据自动算法，可以帮助神经外科医生更好地将电极放置在大脑中。该算法旨在促进神经外科医生的术前过程，并为减少重复的术中调整以及出血风险提供临床指导。

瓦内格等（Wabnegger et al., 2015）研究了使用面部表情识别技术来比较帕金森综合征患者和健康对照组在情感感知过程中的大脑激活情况。展示了参与者不同面部表情的图片，同时通过功能性磁共振成像（fMRI）捕获了大脑的活动。然而该研究没有得出结论，帕金森综合征患者和健康对照组在这种情况下是否有足够的差异。但是其他相关研究工作（Clark et al., 2008）的确观察到了帕金森综合征患者缺乏情绪，其中参考了40多个体和8种不同的情绪（控制情绪、愤怒、疏远、社交回避、不自信、过度适应、自我牺牲和极度渴望）。

卡斯泰拉诺斯等（Castellanos et al.，2015）分析了一种基于神经黑色素敏感 MRI（NM-MRI）的自动方法，用于对特发性（病源未知）和单基因帕金森综合征患者。发现有证据表明 NM-MRI 可以提供高度准确的诊断（灵敏度约为 91%、特异性为 89%）。吉拉特等（Gilat et al.，2015）使用虚拟现实的范式与功能磁共振成像相结合，探索了 17 例步态冻结（FoG）的帕金森综合征患者和 10 例没有 FoG 的帕金森综合征患者的神经相关性，包括他们的多巴胺能药物等指标。结果表明，患有 FoG 的帕金森综合征患者在大脑跨区域的血氧水平响应中发生了变化，当感觉运动过程变得更加复杂时，可能在病理上表现为冻结。

费斯等（Feis et al.，2015）基于扩散 MR 参数和多核支持向量分类的不同方面，引入了一种多模式方法来模拟脑部疾病发病时的症状。他们认为这些结果是帕金森综合征进一步预测性临床模型的重要一步，因为它影响了决定疾病进展的许多临床方面。

伊隆等（Illán et al.，2012）提出了一种基于 SPECT 影像的帕金森综合征诊断的计算机辅助系统。他们在工作中开发的工具旨在帮助医生进行日常工作，并且包括用于图像处理（即预处理、归一化和分类）的完整管道。这些研究人员报告了使用 SVM 分类器的有希望的分类率，曲线下面积为 0.9681。塞戈维亚等（Segovia et al.，2012）提出了一种将大脑图像分为两类的方法：对照组或患者组。这个思路是使用来自大脑每个半球的区域来帮助识别帕金森综合征。支持向量机和偏最小二乘法被用于分类，其识别结果接近 94.7%。

罗哈斯等（Rojas et al.，2013）提出了一种新的方法来提取大脑的大脑 SPECT 图像。该工作旨在利用经验模式分解和由来自西班牙的 80 张图像组成的数据集进行帕金森综合征识别，从而获得了约 95% 的准确度。马丁内斯等（Martinez et al.，2014）设计了一种工具，该工具可以使用从三个不同的数据集获得的 SPECT 图像数据来帮助鉴定帕金森综合征患者：维吉尼亚德拉维克多数据库（CVV），维拉斯德拉尼维斯数据库（CVN），帕金森病进展标记、主动数据库（PPMI）。从图像中提取基于三维的纹理信息，该信息进一步被提供给 SVM 分类器。实验中使用了留一法交叉验证方法，最终获得了 97.4% 的识别率，从而表明了该方法的适用性。

马丁内斯—穆尔西亚等（2014）提出了一种使用 DaTSCAN 图像和基于独立成分分析的特征来训练分类器的帕金森综合征识别工具。该方法在两个数据集（VV 和 PPMI）上进行了测试，分别获得了接近 VV 和 PPMI 数据集的 94.7% 和 91.3% 的结果。卜拉欣等（Brahim et al.，2015）提出了比较不同方法来处理 DaTSCAN SPECT 成像中强度归一化问题的比较。在两种不同的方法（一种基于高斯混合模型，另一种基于均方误差优化）上，留一法交叉验证技术可实现约 92.91% 的识别率。

三、基于信号分析的方法

卡拉明齐欧等（Karamintziou et al.，2015）提出了一种基于闭环深部脑刺激系统的局部放电治疗的新方法，根据在线实时算法进行，该算法将敏感的生物标记方法与随机动态相位模型的改进修改集成在一起。该方法已被验证为控制参数，并且具有支持按需刺激的潜力，从而具有适应性刺激的动态特性和神经元活动的最小能量同步控制功能。

卡纳斯等（Cañas et al.，2015）使用基于 Wigner-Ville 分布的四时频方法分析了帕金森综合征患者发出的连续语音信号的低频分量。其思路是：确定与频谱变化相关的特征是否可用于识别帕金森综合征患者语音信号中的震颤。他们基于能量分析和光谱中心对光谱进行表征，并使用支持向量机进行自动检测。当区分帕金森综合征患者和健康对照组时，实验的准确性达到了约72%。

阿古德洛等（Agudelo et al.，2015）开发了一种方法来模拟帕金森综合征患者深部脑刺激手术期间记录的颅内信号。该方法试图建立一个自动回归参数模型，可以在时域内重构信号，相对于真实和仿真信号，其精确度接近95%。苏等（Su et al.，2015）采用了一种基于模糊熵的动态特征选择方法，该方法被证明可以有效地去除与帕金森综合征患者语音模式分类有关的微不足道的特征。研究人员使用线性判别分析来区分帕金森综合征患者和健康人之间的语音样本，从而获得高达97.5%的准确率。

约塞诺等（joseno et al.，2015）使用脑电图（EEG）信号研究了关于转弯期间步态冻结相关的大脑动态变化，该信号通过 Levenberg Marquardt 和 Backpropagation 神经网络分类，实验中准确性达到了71%，表明转弯时的步态与枕骨和顶叶区域的高 β 及 theta 功率谱密度的显著变化相关，是大脑视皮层区域的最佳参考位置，可以用于检测转向冻结。研究人员声称这是第一项显示皮质动态变化与转弯时步态冻结有关的研究。

埃尔图鲁尔等（Ertugrul et al.，2016）研究了一种帕金森综合征检测的标准方法，并提出了基于机械学习的一维局部二进制模式（Shifted 1D－LBP）和方法。实验中采用了基于不同情况下的步态信号，因此准确性接近88.88%。他们指出该技术不仅可以成功用于帕金森综合征检测，而且可以检测由信号的局部变化形成的模式。斯梅卡尔等（Smekal et al.，2015）通过对捷克语元音进行定量分析，对帕金森综合征患者的运动减慢性构音障碍进行了声学分析，引入了一种基于经验模式分解的新语音功能，与顺序向前特征选择技术相结合，可提高整体性能。研究人员观察到帕金森综合征患者中不同元音识别的准确率达到94%。

梅克斯卡等（Mekyska et al.，2015）对帕金森综合征患者的发声进行了复杂的声学分析，重点是对疾病进展的估计。通过能够确定元音，其分析可以对用于评估的特定临床评分提供最佳估计。他们还介绍了基于发声和随机森林声学分析的帕金森综合征进度量化的新概念，其灵敏度可以达到92.86%，特异度为85.71%。

罗纳拉等（Ruonala et al.，2015）研究了常用的抗帕金森病药物（左旋多巴）对心脏自主神经调节的影响。他们在晚期帕金森综合征患者中检查了左旋多巴用药期间自主神经系统的功能。在服食左旋多巴前30分钟，他们对11例特发性帕金森综合征患者进行了静息状态心电图测量，发现其中心率变异性测量显示副交感神经系统活动降低，交感迷走神经平衡向交感控制转移。稍后即在服用左旋多巴后60分钟，发现副交感神经系统有轻微活动，从而导致心率降低。

阿努尔福等（Arnulfo et al.，2015）使用术中多电极记录和高度精确的通道定位技术对帕金森综合征患者的背外侧和腹侧丘脑底核亚区的突波及爆发活动进行了表征及比较，表明了丘脑底核区之间存在的功能差异——可能源于不同的网络连接，而不是固有的神经元特性。戴等（Dai et al.，2015）提出了一种基于经验模式分解为滤波后的肌电图（EMG）的新方法，该方法利用了多种特征来进行帕金森综合征检测。为了显示这些特征是线性可分离的，研究人员通过一种新颖的带通滤波技术对信号进行了三个阶段的预处理。他们所提出的算法随后被实现为一种移动应用程序，比现有方法具有更高的灵活性。

埃夫塔西亚斯等（Eftaxias et al.，2015）提出了一种新的混合约束复杂奇异频谱分析方法，用于通过分离实际的肌电信号来评估帕金森氏震颤，其中在规定的时间内测量了单通道表面子空间内的震颤特征运动，并使用奇异频谱分析进一步分解。该方法显示了生物医学多通道信号处理的巨大潜力。穆罕默德等（Mohammed et al.，2015）提出通过局部场电势信号与自适应支持向量机结合使用患者特定动态特征的方法，该自适应支持向量机在调整帕金森综合征或非帕金森综合征患者时通过调整决策边界直至选择合适的模型来使用选定的特征。实验获得的分类精度达到98%以上。

博拉诺斯等（Bolanos et al.，2015）提出了通过考虑语音褶皱（西班牙元音）的非线性动态行为来检测局部放电的迭代和/或自适应逆滤波来估计不同的声门流特征。当在实验中考虑所有元音时，研究人员获得了高达75.3%的准确率、0.79的灵敏度和0.72的特异性。尤帕列洛等（Iuppariello et al.，2015）定义了一个新的运动学指标，以基于最小跳动理论来评估运动的平滑度。这项工作旨在通过应用基于高斯脉冲混合的子运动分解方法，研究帕金森综合征患者的视觉引导伸手运动的运动学质量和运动成分。

阿列克亚等（Alekhya et al.，2015）开发了2D尖峰网络来分析药物和深部脑刺激过程中帕金森综合征的认知方面。他们观察到电极的位置和电流扩散独立地导致性能水平的重大变化，并且发现，与健康个体相比，模拟帕金森综合征按需用药的效果较差。塔那瓦塔诺等（Thana-wattano et al.，2015）基于以下假设从而开发和分析了一种新颖功能的性能：帕金森综合征患者在执行休息任务时比在行动任务时有更多的暂时性震颤。其采集到的信号是通过安装在受试者手指上的陀螺仪传感器获取的。在对包括32位帕金森综合征患者和20位被诊断为原发性震颤（ET）的患者进行的测试中，震颤定义为覆盖二维信号的置信椭圆的95%区域。拟议的工作能够以100%的准确度将帕金森综合征与ET患者区分开。卡马拉等（Camara et al.，2015）开发了一种自动实时系统，用于使用模糊模型检测10例帕金森综合征患者的静息性震颤发作。在重新分类的过程中，采用了从局部场电势（记录在STN中）和肌电图获得的电生理信号，达到了98.7%的准确度。

乔米亚克等（Chomiak et al.，2015）通过第四代 iPod Touch 传感器分析了步态冻结（FoG）患者，以便从髋关节外伸和步高捕获数据。这项工作研究了是否可以同时执行精神任务（如减法）作为评估帕金森综合征患者认知运动障碍的简单方法。结果表明，在并发任务中，步态冻结（FoG）的帕金森综合征患者的步高明显低于非门控和对照个体的帕金森综合征患者。

纳兰乔等（2016）研究表明，声音介入可能是帕金森综合征的首要指标之一。因此他们提取了语音记录，并考虑用一种高级的统计方法来进行模式识别。基本上，他们所设计的系统会根据贝叶斯分类方法从语音记录中提取的声学特征，将帕金森综合征患者与健康对照者区分开。在实验中获得的结果表明，考虑所有受试者时，准确率达到85%。如果考虑交叉验证时，该百分比则降低到75.3%。妇女（87.6%）的结果要好于男性（70.6%），因此凸显出需要一种对男性和女性都加以不同方式应用处理的技巧。

德法齐奥等（Defazio et al.，2015）通过使用 Robertson Dysarthria Profile（RDP），进行语音/语音测量，分析了48位帕金森综合征患者和37位健康受试者，这是一种临床感知方法，探究可能与语音困难相关的所有成分。通过在这项工作中使用的方法可以观察到早期帕金森综合征的患者理论上会表现出较轻的语音/语音症状。其实验结论表明，RDP 可能是检测早期帕金森综合征患者语音/语音障碍的有用工具，即使这些障碍并未带来明显的残疾水平。

兰乔尼等（Lancioni et al.，2015）评估了技术支持的休闲和交流工具（音乐和视频、口头陈述/要求、阅读、短信、电话和祈祷）对三名严重帕金森综合征患者的运动反应最少或不可靠的使用情况（甚至达到了无法操作常规界面设备的程度）。布拉茨等（Braatz et al.，2015）基于生化系统理论提出了一个数学模型，以检查帕金森综合征过程中发生的变化，并确定将成为最有效治疗目标的过程。该模型预测，组合工具可能是最有效的工具。

四、基于智能手机设备的方法

移动设备使用个人计算机的功能，可以扩展这些功能以应对不同用户的问题。同样，面向移动的应用程序可以利用平板电脑和手机上可用的许多传感器，这些传感器可以测量手部震颤和其他运动。阿罗拉等（Arora et al.，2015）在家庭和社区环境中评估了基于智能手机的系统，该系统在35天内用于检测和监视帕金森综合征的症状。同时该系统能够分别以96.2%和96.9%的平均灵敏度和特异度分别评估语音、姿势、步态、敲击和反应时间，从而可以检测诊断帕金森综合征。

伊夫科维奇等（Ivkovic et al.，2016）提出了一项研究，研究中度受损的帕金森综合征患者和健康个体通过不同活动进行基于智能手机的触觉提示（TC）的运动调节和运动认知整合效果，这些患者执行了坐式脚跟拍打和直线行走任务，而且没有秒速运动任务。通过他们的一系列实验表明，由智能手机驱动的TC被证明是无人值守的工具和用户友好的运动调节辅助工具。

科斯蒂基斯等（Kostikis et al.，2015）提出了一种基于智能手机的系统，该系统使用电话的加速度计和陀螺仪信息来准确评估25名帕金森综合征患者的上肢震颤，从而计算出一套可用于量化患者震颤症状的指标。研究人员使用机器学习技术对82%的帕金森综合征患者和90%的健康志愿者进行了正确分类，从而可以远程评估患者的状况辅助病例诊断。所提出的工具具有低成本、不依赖平台、无创伤且不需要专业知识支撑的特点。

白等（Bai et al.，2015）使用智能手机中的开源平台开发了一种友好的移动系统，以帮助帕金森综合征患者，该系统具有交互界面、大字体、大按钮、直观的图形界面，其重要的功能得到了增强和一些操作简化，因此适合受帕金森综合征影响的老年人。相关的应用程序还包括一个改进的主菜单，该主菜单由几个功能组成，如电话、短信、互联网、药物日历提醒、照片库和紧急按钮，还有包含图形按钮的可滚动全屏显示。该应用程序界面包含一个主菜单和一个回复消息语音按钮功能。

金等（Kim et al.，2015）提出了一种新颖的基于智能手机的系统，该系统使用惯性传感器以不受约束的方式检测步态冻结（FoG）症状。评估了脚踝、裤子口袋、腰部和胸部口袋等几种动作。通过从智能手机的加速度计和陀螺仪运动信号中提取的判别特征获得的数据及进行预处理的数据用于使用 AdaBoost. M1 分类器对正常行走中的步态冻结（FoG）发作进行分类。实验中 M1 分类器的腰部灵敏度为 86%，腰部灵敏度为 84%，裤子口袋和脚踝处的灵敏度则为 81%。

埃利斯等（Ellis et al.，2015）使用智能手机内置的三轴加速度计和陀螺仪评估了基于智能手机的步态分析的性能，以计算连续的步距和步长，并通过安装在脚跟上的脚踏开关传感器和仪器（压力驱动传感器）进行了测量。这些研究人员指出，所提出的方法能够替代常规步态分析方法。

五、基于虚拟和增强现实技术的方法

虚拟现实是计算机应用程序的高级界面，用户可以在其中导航由计算机从多传感器设备生成的三维环境并与之交互。增强现实是在真实/虚拟连续性的某个点上真实世界和虚拟世界的混合，它连接了真实和虚拟环境以及覆盖的虚拟对象。

杨等（Yang, et al.，2016）分析了一个基于家庭的虚拟现实环境，

该环境能够改善 23 名特发性帕金森综合征患者的平衡、步行和生活质量。这项研究没有发现家庭效果和基于虚拟现实的培训之间有任何区别，这凸显了 VR 能够构建有助于处理帕金森综合征的现实环境。韦克特等（Waechter et al.，2015）在记录脑电图数据的同时，将 16 位帕金森综合征患者导航到定制的虚拟现实（VR）走廊。VR 环境与认知、视觉两刺激——奇数球反应任务结合在一起，就座时重复进行该任务，以便与就地踩踏情况进行比较。事实证明，该环境是一种以受控方式在患有步态冻结（FoG）的帕金森综合征参与者中诱发步态冻结症状非常有效和可靠的方法，为进一步研究步态冻结的病理学提供了一个平台。实验中步态冻结参与者表现出在就地踩踏情况下的行为表现下降，同时执行了第二项认知任务。

霍布拉加德等（Hobragade et al.，2015）应用大内存存储和检索神经网络来预测帕金森综合征患者的震颤发作。这项工作展示了一种全自动的深部大脑刺激系统，该系统可以按需（即仅在需要时）应用，因为通常的治疗方法是连续应用该刺激。纳瓦罗等（Navarro et al.，2015）提出采用一种基于增强现实的方法，该方法已广泛用于康复领域，以帮助帕金森综合征患者。该实验在 7 位帕金森综合征患者身上进行了测试，结果表明，VR 是一种简单且合适的工具，因而应鼓励在帕金森综合征患者中使用 VR。

六、基于传感器的方法

耶利什等（Jellish et al.，2015）研究了帕金森综合征患者在使用实时反馈（RTFB）系统改善步态和姿势障碍时的能力，假设认为帕金森综合征患者能够利用实时反馈来维持步伐与他们的步长，并使用其后角的实时反馈来保持更直立的姿势。因此，有可能开发基于实时反馈的技术和协议来管理诊所和（或）家里的日常活动中的步态与姿势。

米山等（Mitoma et al.，2015）提出了一种基于加速度计的步态分析方法，该方法考虑了单个安装在躯干上的加速度计，以及一种用于评估步态行为的分析算法，该算法可以视情况而定，旨在从加速度数据中检测步态峰。该研究还旨在分析步态周期与垂直步态加速度之间关系的多峰模式。根据专家的说法，这是第一份定量证明帕金森综合征患者可能在日常环境中如何行走的决策类型的工作。

泰等（Tay et al.，2015）开发了一种可穿戴的无线帕金森综合征监测和生物反馈系统来解决上述问题。每个可穿戴设备都包括一套加速度计、陀螺仪、指南针、EX 传感器以及其他传感器，并通过蓝牙和Wi-Fi 进行伴随通信。将数据无线传输到计算机。因此，可穿戴的步态监控系统能够处理实时捕获的感觉数据和步态冻结（FoG）事件，然后触发音频和振动生物反馈，以防止或减少步态冻结发生时的程度。该系统基于自适应陀螺仪的步态冻结检测算法通过可穿戴无线传感器使用自动的时间进行步态分析。通过使用该系统，帕金森综合征患者将意识到自己跌倒的风险，并且可以从发生步态冻结后定期提示自己，从而改善他们的生活质量。该系统是可移动且免提的，可以让患者保持长时间的自由行走。

马子鲁等（Mazilu et al.，2015）研究了步行过程中腕部运动（手臂运动）与帕金森综合征中步态冻结之间的相关性，并分析了从与腕部相连的可穿戴式传感器中检测步态冻结的可能性。这是首次将步行过程中的腕部运动与帕金森综合征中的步态冻结相关联。除此之外，他们还计算了 11 个 CuPiD 数据集的两个手腕上 ETHOS 惯性测量单元（IMU）上的步态冻结，以描述手腕上的步态冻结。最后，研究人员还评估了基于监督的机器学习的步态冻结检测方法，在与受试者无关和独立的评估方案中，使用腕式 IMU 检测步态冻结的可行性。这项工作表明，在受试者依赖度评估方案中，可以使用腕部运动以 90% 的命中率检测步态冻结发作。

马子鲁等（2015）提出使用新的传感器模式来连续监测帕金森综合征中的步态冻结发作，可以通过生理数据［即心电图（ECG）和皮肤电导（SC）］在发生该现象之前对其进行预测。他们分析了在步态冻结事件发生之前、之中和之后的一段时间内，从 ECG 和 SC 提取的某些特定特征的变化。然后将这些特征与正常的步行事件进行比较。此外，研究人员设计部署了一种基于异常的方法，使用 SC 特征和多元高斯函数来预测步态冻结（FoG）事件，能够在事件发生之前以平均 4.2 秒的速度预测 71.3% 的步态冻结发作。

洛伦兹等（Lorenzi et al.，2015）提出了一种基于惯性测量单元的无线头戴式耳机传感系统，该系统旨在长期监控特定运动障碍。该系统由单个惯性传感器组成，该惯性传感器横向放置在头部上靠近耳朵的位置，可以强调与躯干振动相关的信号，从而改善对步态冻结的及时检测以及对耳部的听觉刺激。相对于身体上的其他位置，头戴式耳机对患者在移动时产生的躯干振动具有最大的敏感性，从而戏剧性地增加了跌倒的风险。运动特征的识别是使用人工神经网络执行的，无须大量样本即可获得出色的结果。

尤帕列洛等（Iuppariello et al.，2015）检验了假说：脾脏肌肉的肌肉振动可以改善帕金森综合征患者的步态起始表现。这些研究人员表示，当将双侧持续振动训练应用于颈部肌肉群时，尚无研究检测本体感受对帕金森综合征姿势控制的作用。通过这项研究，表明应用于颈部肌肉群的双侧持续振动训练可通过增加踩踏性能和特定的姿势来减少姿势不稳，从而使患者减少犹豫并增强开始行走的自信心。

莱因费尔德等（Reinfelder et al.，2015）评估了传统的定时起立行走（timed up and go，TUG）测试的可靠性。记录是通过使用智能系统的嵌入式步态分析进行的,该系统由两个 IMU 组成,两个 IMU 毫不显眼地放置在每只鞋的侧面。此外,该工作还验证了使用 SVM 进行分类的方法,该方法用于将 TUG 测试分为静止(坐着之前)、坐着行走(第一次躯干运动)、向前走(开始步行)、第一弯(向前走结束)、向后走动(第一转弯的终点)、第二回合(向后步行的终点)、转坐(转弯的终点)和休息(转弯的坐姿),准确率为 81.80%。

董等(Dong et al., 2015)将一种无线人体区域传感器网络作为一种非侵入式设备,用于测量帕金森综合征患者的活动,以了解他们在未观察到的环境中的自发运动。连接到下肢的微小身体传感器会定期收集位置和加速度数据,并将其传输到处理和存储节点,该节点可以存储数据并通过电信网络或无线局域网将信息传输到医生的办公室。为了以非侵入方式测量姿势变化,他们使用了低压 EX 传感器、压力传感器、加速度计和陀螺仪来构建联网的传感器设备,供人佩戴以检测姿势和步态变化。

耶利希等(Jellish, et al., 2015)提出了一项关于帕金森综合征患者行走困难的研究,并显示步伐时间和步长的可变性增加,这与跌倒的风险较高相关。基于此原理,他们开发了一种基于跑步机的康复系统,该系统具有提供实时反馈的能力。他们的实验结果表明,帕金森综合征患者可以通过显示后角的视觉反馈来有效地跟踪姿势的反馈。戴等(Dai et al., 2015)开发了一种基于传感器的定量评估方法来分析帕金森综合征震颤的特征,其中惯性传感器技术和运动跟踪算法可用于对这些震颤进行定量评估。研究人员采用了时频信号分析算法来检测震颤状态。特洛亚涅洛等(Trojaniello et al., 2015)提出了一个比较分析选择单个惯性测量单位的方法,以估计在不同病理步态条件下的步态时间参数。在分析帕金森综合征人群时,首选 Z 方法对加速度信号进行初步过滤。

杨等（Yang et al.，2016）使用激光信号［即激光线三角测量（LLTM）］对手部震颤的相关性进行了研究。该工作考虑了四种不同的手震模式。结果表明，不同震颤频率之间存在显著相关性。麦坎德利斯等（McCandless et al.，2016）研究了将三种不同的提示设备应用于 20 例帕金森综合征患者的效果。另外，在实验中使用了 10 架摄像机和 4 个测力平台。他们将三种设备（激光手杖、声音节拍器和振动节拍器）与手杖进行了比较，同时没有进行干预。在测试中，20 名患者中有 12 名发生步态冻结事件。这项研究确定了设备中的图案，这是 Laser Cane 获得的最佳改进。

邵等（Shao et al.，2016）引入了一个案例研究，研究对象为 77 岁的有手部挛缩症的帕金森综合征患者。他们使用"Microsoft Fligth Simulator X"游戏对患者进行了治疗，患者的手部挛缩程度明显降低。这项研究提出了一种基于计算机的个性化治疗方法。沃尔佩等（Volpe et al.，2016）提出了一项关于水下步态治疗的研究。这项工作使用了对步态进行 3D 分析的软件。水下步态治疗三周后，结果显示，步态速度和脚踏圈速显著改善。

强等（Qiang et al.，2015）使用远程医疗来治疗帕金森综合征患者，以减少出行费用，并提供更好的治疗方法和患者满意度。初始治疗后，患者回答了满意度调查，并且有 85% 的患者希望继续进行远程医疗，表明远程医疗对患者满意度的重要性。

七、基于网络应用的方法

克雷佩林等（Kraepelien et al.，2016）研究了基于网络的认知行为疗法对 9 例帕金森综合征患者的抑郁和焦虑的可行性与初步效果，同时探讨了对非运动症状的影响。研究人员建议可以通过增加更多的治疗师支持来改善治疗。

帕斯洛斯塔等（Pasluosta et al.，2015）回顾了一些现有的可穿戴技术和适用于帕金森综合征的物联网，重点是该技术平台如何引导范式的转变，并迎接随之而来的技术革命。

费雷拉等（Ferreira et al.，2015）使用系统评估了帕金森综合征的患者，在六个领域（步态、运动迟缓/运动减退、震颤、睡眠、平衡和认知）确定了相关的参数。杨等（Yang et al.，2016）评估了一种用于在家中进行平衡训练的虚拟现实系统，该系统似乎比传统的家庭平衡方式更有效地改善了帕金森综合征患者的生活质量。

第三节　相关数据集

一、HandPD 数据库

Hand 帕金森综合征数据库由佩雷拉等（Pereira et al.，2015）设计。该数据库由从 92 个人的绘图测试中提取的图像组成，数据库分为两类：（1）第一类包含 18 位健康受试者的测试——即对照组，其中有 6 位男性和 12 位女性；（2）第二类包含 74 例帕金森综合征患者的检查数据，称为患者组，包含男性 59 例和女性 15 例。这些图像是在巴西圣保罗州立大学 Botucatu 医学院收集的。

为了组成数据集，每个对象都被要求填写一个表格以完成某些任务，如绘制圆、螺旋和曲折图。图 2.1 显示了一个受试者的绘制图形，在该检查中我们可以观察到帕金森综合征固有的震颤。受试者被要求执行 6 个不同的活动，这包括根据某些图形重复执行多个绘制操作。表格被填满后，将对其进行数字化以进一步提取螺旋和曲折图。这些步骤被手动执行后，每个图形都裁剪到最小边界框（或其附近）。随后裁剪后的螺旋和曲折图像编号如下：1、2、3、4 与从左到右的螺旋有关；5、6、7、8 与从左到右的蜿蜒有关。因此，整个数据集由分为两组的 736 幅图像组成：患者组（f92）和对照组（144）。此外，该数据集还包含来自每个图形的 368 张图像，即螺旋形和曲折形。

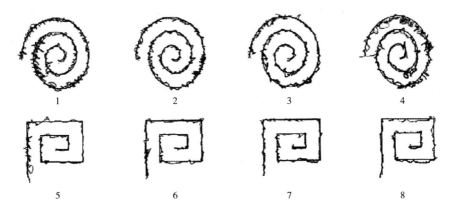

图 2.1　一个 HandPD 数据库中受试者绘制的图形范例

资料来源：Pereira et al. , 2015。

二、帕金森综合征进展指标计划数据集——PPMI

迈克尔·J. 福克斯基金会（MJFF）一直是帕金森综合征生物标志物计划的重要推动力。这个基金会开展了一项临床研究，以验证帕金森综合征的病情进展标志，即所谓的帕金森综合征的进展指标计划数据集——PPMI。该数据集试图建立一种模型用于多个重要的研究目的，并且正在通过世界各地的临床站点网络进行数据采集。该数据集研究旨在建立一套全面的临床、影像和生物采样数据，用以定义帕金森综合征进展的生物标志物。一旦确定了这些生物标记，就可以将其用于治疗研究，这是这项研究工作的最终目标。

三、帕金森综合征手写数据集——PaHaw

帕金森综合征手写数据集数据库——PaHaW 由来自 37 名帕金森综合征患者的多个笔迹样本组成。37 名患者包括 19 名男性和 18 名女性。而对照组数据集则包含 38 个健康受试者，分别为 20 名男性和 18 名女性。该数据库是马萨里克大学（Masaryk University）第一神经病学系运动障碍中心和位于捷克共和国布尔诺的圣安妮大学医院合作建立的。

数据采集时会要求每个受试者填写一份表格，向受试者展示完成的模板，并且不对任务中音节/单词的重复次数或其字体高度给出限制。采集时会要求每个人以常规方式握住传统的墨水笔，可以立即获得完整的视觉反馈。数据的采集是通过使用 Intuos 4M（Wacom 技术）数字化平板设备以 200 Hz 的采样频率记录信号。

由于在移动过程中受试者在书写表面上施加压力，因此信号被即时数字化。信号中还记录了施加在书写表面上的垂直压力。当绘图笔接触数字化平板表面时数据记录开始，当任务完成时结束数据记录。

四、帕金森语音数据集

帕金森语音数据集数据库由对 20 名帕金森综合征患者（6 名女性和 14 名男性）进行测试的数据组成。健康组包括 20 人，分别是伊斯坦布尔大学切拉帕萨医学院神经学系的 10 名女性和 10 名男性。

从所有受试者可以获取多种类型的录音（26 个语音样本，包括持续元音、数字、单词和短句）。语音样本是由一组神经学家从一组口语练习中选择的，目的是使帕金森综合征患者的声音更加有力（Sakar et al.，2013）。录音步骤是通过 Trust MC - 1500 麦克风完成的，该麦克风的频率范围在 50 Hz 和 13 kHz 之间。在数据收集过程中，要求 28 名帕金森综合征患者仅说出持续元音"a"和"o"三遍，总共记录了 168 次。测试组由患有帕金森综合征时间长度从 0 到 13 年的患者组成，个体年龄在 39 岁到 79 岁之间。

五、CuPiD 数据集

CuPiD 数据集包含从惯性测量单元（Mazilu et al.，2013）收集的 24 小时感测数据，该惯性测量单元附着在 18 名帕金森综合征患者的两只手腕上。在旨在激发步态冻结的实验室环境中执行了不同的步行方案，包括 360 度和 180 度转弯、直线走过狭窄的走廊或走过拥挤的医院大厅（Mazilu et al.，2013）。这个思路是试图分析步行过程中的手部运动是否与步态冻结有关。

数据收集系统包含 9 个可穿戴的 ETHOS 惯性测量单元（Harms et al.，2010），分别安装在人体的不同部位，包括一个心电图传感器、一个电皮肤反应传感器和一个近红外光谱传感器。该数据集是通过从附着在受试者两手腕上的 IMU 收集数据而设计的。

六、18F-DMFP-PET 数据集

Fluorine-18 是一种放射性同位素，是正电子的重要来源，而去甲氧基氟吡格雷是一种中度亲和力的多巴胺 D2 受体/D3 受体拮抗剂，经常在医学研究中被使用（Mukherjee et al.，1996）。此类物质已在人类病理研究中用作正电子发射断层扫描（PET）放射性示踪剂（Gründer et al.，2003）。因此，此类化合物被作为数据集的命名。

正电子发射断层扫描技术于 20 世纪 80 年代问世，主要应用于肿瘤

学领域，它的研究重点是神经退行性疾病，目前正用于帕金森综合征分析。18F-DMFP-PET 数据集使用了可以分析纹状体多巴胺的神经影像学方法，评估大脑的葡萄糖代谢，并且包含来自诊断为帕金森综合征的 87 个人的数据。在将放射性药物注射到个体中以构成数据集后一小时获取图像。

七、语音语料库数据集

阿罗亚夫等（Arroyave，et al.，2014）提供的数据集，由用于分析帕金森综合征患者的语音样本组成。他们使用了 100 位受试者以西班牙语为母语的语音记录，其中 50 位受试者被诊断为帕金森综合征患者，另外有 50 位代表健康的对照组受试者。此外，数据中还包括每组 25 名男性和 25 名女性的数据平衡组。

语音的记录具有不同的任务目的，用以分析个人语音的多个方面，如使用发声、发音和韵律技术。SVM 分类器被引入实验，并获得了 91.3% 的准确度。另外，还进行了一个仅测试 5 个西班牙元音发声的实验，并且在检测是否存在帕金森综合征方面取得了良好的效果。

第四节　研究问题讨论

综上所述，绝大多数利用计算机技术诊断帕金森综合征的研究工作集中于信号分析和处理，然后是基于传感器的研究。许多研究工作都使用传感器进行数据采集，再进行相应的信号分析。这些研究工作大致包括 Web 应用（WA）、传感器、虚拟现实和增强现实（VAR）、智能手机设备（SD）、信号分析和处理（SAP）、图像分析和处理（IAP）及机器学习（ML）。

与信号分析相关的大量工作还利用了某种人工智能，从而增加了使用机器学习来辅助识别帕金森综合征的论文数量。从前述章节的讨论中我们已经注意到，用于帕金森综合征识别的基于图像的数据没有得到非常充分的研究。相关应用图像处理技术的研究在很大程度上取决于输入图像的质量，因此容易出现错误。

智能手机设备可以通过使用基于触摸传感器的应用程序来减轻图像获取过程中引起的错误，该应用程序可以实时将获取的图像数字化。但是，在这类研究上很难找到足够数量的应用，涉及虚拟现实和增强现实的研究数量也较少。尽管此类方法和测试环境非常适合诊断帕金森综合征，但其中某些环境的设计和维护成本很高。不过诸如 Kinect 之类的家用设备有可能在未来改变局面。

近年来的相关研究指出，基于传感器和智能手机设备的辅助帕金森综合征治疗的应用程序已经大大增加（Pan et al.，2012）。使用类似这样的设备，是有可能在家中监视疾病的严重程度，甚至可以使一些游戏被用于治疗。而如今平板电脑和智能手机通常包含许多可以测量震颤和方向的传感器。特里斯特等（Trister et al.，2016）声称，这种面向移动的系统将通过在活动中捕获的一系列措施来理想地评估疾病的各个方面。博特等（Bot et al.，2016）使用苹果公司提供的 Research Kit 从帕金森综合征患者身上收集数据。该研究通过健康个体和帕金森综合征个体的调查及基于传感器的记录来判断运动障碍的各个方面。但是对这类技术的应用还处于初级阶段。

一些研究工作也使用 Web 技术来进行帕金森综合征治疗。2011 年，内梅迪等（Memedi et al.，2011）提出了一个基于 Web 的系统来远程监测帕金森综合征患者。该系统由三个主要部分组成：（1）用于收集数据的手持计算机；（2）用于信息存储的服务器；（3）用于可视化和解释结果的界面。威斯汀等（Westin et al.，2010）提出了一种系统，该系统由配备触摸屏的计算机组成，用于在家中评估帕金森综合征患者，所提出的方法强调了该疗法对两名患者的自我评估、测试和螺旋评分均有效。

2014 年，哈里哈兰等（Hariharan et al.，2014）提出了关于使用混合方法进行帕金森综合征识别的研究，该方法由高斯混合模型、主成分分析和加利福尼亚大学欧文分校（UCI）机器学习数据集上的其他几种技术组成。实验表明，特征预处理、特征约简/选择方法和分类相结合可以产生非常好的效果。

在过去的几年中，帕金森综合征患者的数量已大大增加，这已成为世界上主要的健康问题之一。人工智能和机器学习技术的使用已显示出令人鼓舞的结果，成为治疗帕金森综合征的基本辅助手段。

本章阐述和讨论了有关借助最新信息/计算机技术进行帕金森综合征检测/监测的研究工作。从中可以观察到绝大多数工作都是利用信号分析来完成的，而信号分析通常是通过人体传感器来获取的，此外最新的计算机前沿科技驱动的研究也被广泛引用，因为大多数相关技术是基于信号或基于图像的数据，都需要某种信息处理或者计算机算法支持的决策机制。同样，智能手机和平板电脑也将在未来起到重要作用。如何方便地在家中监测患者或者让患者自测应该是诊断和研究帕金森综合征最有希望的方向。

第三章　运动迟缓特征
分析与提取

第一节　简　介

帕金森综合征是一种复杂的神经系统疾病，原因不明且具有多种特征。大约 200 年前，詹姆斯·帕金森（James Parkinson）首先确立了将一种老年人综合征作为临床实体。这是一种慢性的进行性神经退行性疾病，由于他第一个对此病症进行了明确的描述，因此这种病症被称为"帕金森综合征"。在随后的 100 年里，科学家确定了它的主要症状，并进行了可能的治疗。在 20 世纪中叶，研究人员首先确定了当脑细胞丧失了产生一种化学物质——多巴胺的能力，会影响人的肌肉活动。这一帕金森综合征的特征的发现自然导致使用多巴胺替代疗法，而事实证明这是目前对帕金森综合征最有效的治疗。

帕金森综合征的发病率和患病率随年龄增长而增加。60 岁以上的人患帕金森综合征的风险要比年轻人高得多。在黑质纹状体多巴胺能途径中存在一些与年龄相关的变化，可以解释老年人帕金森综合征发生率随年龄增加而增加的原因。在帕金森综合征发病的早期，随着多巴胺浓度和受体的减少，与多巴胺合成有关的酶的产量开始下降。随着时间的流逝，这种情况从 60 岁到 90 岁变得更加严重，如表 3.1 所示。相关研究证明，黑质神经元每经过一个 10 年将呈线性趋势下降 4.7%（Pal et al.，2002）。

| 表 3.1 | 帕金森综合征在各个年龄层次上的发病率 | 单位：% |

人群	帕金森综合征发病率
全部人群	0.1
60 岁以上	1
85 岁以上	About 2.6

在证明脑多巴胺缺乏后，多巴胺前体 L-DOPA 迅速成为治疗帕金森综合征症状的流行疗法。接近90%的患者对 L-DOPA 有积极的反应，几乎所有的运动症状都对 L-DOPA 有相应的反应。因此，通常将 L-DOPA 替代缺失的多巴胺与脑外脱羧酶抑制剂联用，已成为运动迟缓的一种主要且最有效的治疗方法（Hornykiewicz，2001）。治疗帕金森综合征的其他方法——神经外科疗法于 1950 年被推出，后来逐渐被 L-DOPA 疗法取代。而随着技术的飞速变化和发展，目前使用微电极精确定位和放置离散病变等技术，使神经外科疗法再次被采用（Hornykiewicz，2001）。还有另一种帕金森综合征的治疗方式——基因治疗，其思路和目标是直接向受影响的纹状体提供持久的多巴胺替代。

对患有帕金森综合征的患者而言，开始接受治疗的时间越早，治疗的效果就越好。神经系统运动障碍可能是几种疾病引起的。早期准确的诊断可以防止错误的治疗或不合适的药物使用，从而可以减少患者的不适感以及避免医疗资源的浪费。但是要进行准确的诊断，即使是经验丰富的医生也会非常困难，尤其是在帕金森综合征的早期阶段。目前尚无可用于诊断该病的精确且客观的检测方法，长期或者周期性地监测帕金森综合征患者，对于治疗或者诊断一段时间内是否具有帕金森综合征是最主流的做法，而且也许是唯一实用的方法。由于其他一些疾病也具有帕金森综合征的相似症状，考虑诊断可能导致的错误，快速准确诊断对早期治疗非常重要，而错误用药则可能危及患者生命。

当下尚无可用于准确诊断帕金森综合征的定量方法。医生通常依靠基于相对主观标准的临床测试，其中包括帕金森综合征疾病统一评估量表（UPDRS）诊断标准，这是评估帕金森综合征病情严重程度的最流行的评估方法（Hornykiewicz，2001）。然而即便通过使用此类临床标准进行评估和诊断，依然会有相当数量（大约1/4）的初始诊断在发病的早期阶段是不正确的。而医务工作者则期望可以引入准确而客观的测试，以便他们能尽早发现和诊断疾病。

震颤、僵硬和运动迟缓是帕金森综合征的三个主要症状，其他次要特征是姿势、步态和平衡的异常。通常，帕金森综合征患者在疾病的早期阶段会出现震颤、僵硬或运动迟缓，并伴有弯曲的姿势、急促的步态和姿势不稳（Pal et al.，2002）。由于帕金森综合征患者早期症状的微妙复杂和经常令人困惑的外在表现，因此很难判断患者的病理状态和发病阶段。但是医务人员可以使用一些貌似不是很起眼的线索辅助判断，如观察病患是否有摇晃和全身不适，患者的说话能力的异常、易怒和沮丧的情绪以及缺乏面部表情也可能是帕金森综合征的早期征兆。伴随时间的推移，颤抖症状开始影响患者的日常生活，帕金森综合征患者将变得无法完成简单的手动协调活动，如手拿着杯子保持不动。

目前有许多方法可用来测量帕金森综合征的震颤症状。最开始评分等级如帕金森综合征的统一评定量表（UPDRS）和韦伯斯特量表用于评估患者的笔迹或绘画，但这些评定量表是主观的，其敏感性过低，无法应对震颤特征的细微变化。UPDRS是用于量化帕金森综合征震颤的普遍评定量表，如表3.2所示。

表 3. 2　　　　UPDRS 评估表对帕金森综合征震颤的评估标准示例

帕金森综合征震颤统一评定量表
主观震颤
0 = 无
1 = 轻微并且不频繁
2 = 中度（对患者开始造成困扰）
3 = 严重（影响很多肢体行动）
4 = 极严重（影响大部分肢体行动）
静止性震颤
0 = 无
1 = 轻微并且不频繁
2 = 幅度温和且持久或者幅度适中但仅间歇性出现
3 = 幅度适中，大部分时间出现
4 = 幅度明显，大部分时间出现
手的姿势性震颤
0 = 无
1 = 有动作时轻微出现
2 = 中等幅度并在运动过程中出现
3 = 中等幅度并在保持姿势和运动过程中出现
4 = 幅度显著并干扰进食

一、震颤（Tremor）

帕金森综合征震颤（肌肉颤抖）通常是患者寻求药物治疗的主要原因，因为它会严重影响患者的日常生活。颤抖被描述为帕金森综合征最常见的症状，是由肌肉不规则的节律性收缩引起的（Pal et al.，2002；Hornykiewicz，2001）。在静止时出现的肢体震颤是帕金森综合征疾病非常典型的标志，而震颤通常出现在拇指和食指中。在帕金森综合征疾病的早期阶段，大约80%的患者的一只手都会出现震颤，然后会蔓延到另一只手臂或同侧的腿部。在随后的病情发展阶段中，头部、嘴唇及舌头也会受到牵连和影响（Pal et al.，2002）。

在患有帕金森综合征的患者中可以观察到几种类型的震颤。在帕金森综合征中发生的所有类型的震颤中，静息性震颤在所有帕金森氏患者中出现的概率近75%（Gresty et al.，1984）。这种震颤起因于拮抗性肌肉的相互作用，通常始于肢体等依赖的肢体，但很少涉及头部和躯干（Findley et al.，1984）。在帕金森综合征发病的早期阶段，自发性运动可以减弱静息性震颤，但在后期阶段则不会。无论静息震颤发生在何处，其频率都在3Hz至5Hz之间。震颤的频率将在几天内保持相对稳定。当考虑进行静息震颤的测量时，这些频率就是可捕捉的信号特征。但是静息性震颤的幅度变化很大且几乎不可预测，这一因素导致进行检测和捕捉变得非常困难。

帕金森综合征患者通常会出现另一种类型的震颤，被称为姿势性震颤，其与静息性震颤一样频繁。在帕金森综合征患者中看到的大多数姿势性震颤的频率在5Hz至12Hz范围内，与原发性震颤的频率相同，而其振幅则是静息震颤的1/10倍。

二、肢体僵硬（Rigidity）

肢体僵硬通常表现为肢体抵抗运动，通常发生在手腕和脖子上。这种症状会影响帕金森综合征患者身体的大部分肌肉组织。不断紧张和收缩的对立肌肉是这种抵抗力增加的原因。肢体僵硬有时与震颤共存，频率为6Hz至12Hz。肢体僵硬通常在初期是不对称的。随着疾病的进展，肢体僵硬将达到"弯曲姿势"的状态（Pal et al.，2002）。主动肌群和

拮抗肌群同样无法达到放松状态，因此导致这种强烈而规律的运动
阻力。

三、运动迟缓（Bradykinesia）

人类大脑的重要特征在于它可以适应和补偿神经信号传输的功能
障碍。当正常路径被阻塞或断开连接时，大脑将通过另一条更长的路
径重新发送信号。这会导致自发运动的缓慢，被称为运动迟缓。运动
迟缓是自发性运动的整体缓慢以及自发性和自动运动的丧失，是帕金
森综合征和所有临床症状主要导致肢体行动障碍的因素。运动迟缓症
状表现出启动和执行运动的缓慢/困难/无能、自发运动的贫乏、正常相
关运动的丧失、面部表情掩盖和运动表现期间突然冻结（Hornykiewicz，
2001）。运动迟缓对 L-DOPA 治疗有积极反应。在大多数帕金森综合征
患者中，运动迟缓通常伴随肢体僵硬，但在疾病的早期阶段不容易被观
察到。

第二节　前期研究基础

一、数字化平板设备

帕金森综合征的检测在很大程度上取决于其三种症状的量化：震
颤、肢体僵硬和运动迟缓。检测这些症状可能需要特定的测量技术，因
为这些症状的发生原因不同且具有不同的特征。通常而言，研究的重点
是帕金森综合征震颤，这是帕金森综合征最重要的症状。其中，运动迟
缓和僵硬的研究较少，因为这些症状的复杂性较高。

随着计算机技术的不断发展，用于测量震颤的定量方法变得越来越具有可能。加速度计是用于评估肢体运动震颤的最流行的方法。早期的加速度计通常提供一维运动学数据，并且不能检测三维运动末端的震颤，需要多维加速度计来准确测量复杂肢体运动的震颤幅度。在测量人体运动时，必须应对 X、Y 和 Z 平面中的平移运动以及绕轴的旋转运动，该轴可能会随时间变化。而且，震颤不是单向运动。结果导致一维加速度计只能记录一个平面上的最大震颤。因此非常有必要在多个平面上记录运动情况。通过使用与个人计算机连接的数字化平板设备，可以比较容易地满足这个要求。重要的是，这是一种经济高效、简单且无创的方法（Elble et al.，1990）。图 3.1 显示了数字化平板设备可以通过受试者对一些图形的绘制行为采集到手部的运动数据。

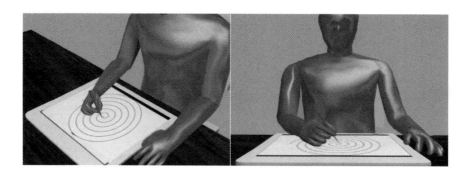

图 3.1　一个数字化平板记录绘图时手部运动数据的示例

资料来源：Gujadhur，2003。

尽管目前有数个品牌的数字化平板设备可用，但大多数都具有相似的特征和功能。一般都是一种包括在书写表面下方均匀间隔的水平线（x）和垂直线（y）以及一个发射电磁场的触笔，该电磁场激发相邻的水平和垂直线。数位板通过检测受激最强烈的水平和垂直导线来产生 x 和 y 坐标数据。考虑到几乎所有平板设备都可以通过 RS‐232 串行端口与计算机接口，这限制了计算机与平板设备之间的通信波特率，因此这些平板电脑通常选择每秒 200 比特作为其数字化采样速率。平板设备传输的数据的主要格式为压缩二进制格式或纯 ASCII（Elble et al.，1990）。

当患者在平板设备上绘画或书写时，数据将从平板设备传输到电脑设备中。绘图笔的位置、时间信息和其他属性将被存储到电脑中，然后通过软件对这些数据进行分析。随后可以计算出受试者绘画时绘图笔的移动速度以及加速度。并且这些速度和加速度的测量数据随后还可以用于计算 x 和 y 平面的震颤幅度与频率（Elble et al.，1990）。本书以下各章中描述的主要研究都是基于使用电子化数字平板设备的相关研究和数据分析。

二、震颤评估

如前所述，数字化平板设备可以采集运动状态频率数据，因此适合用于检测帕金森综合征的震颤症状。研究人员已经开发出一些通过使用数字化平板配合电脑来检测帕金森综合征震颤的方案。当帕金森综合征患者执行数据采集任务（如绘图或手写）时，数字化平板设备会捕获代表其绘图笔运动的数据。对获取的数据进行分析后，可以将其与年龄类似的健康受试者的绘图笔运动数据进行比较。然后可以识别出帕金森综合征患者和健康对照受试者之间的差异，并将其用作有效诊断帕金森综合征的可能方法。绘制阿基米德螺旋线是用数字化平板设备进行绘图的一项常见的任务。该任务要求帕金森综合征患者和健康对照受试者以"尽可能快"的绘制速度来追踪形状。例如，在临床试验中使用了 5 圈螺旋线，示例如图 3.2 所示。

要分析从数字化平板设备获取的信号，绘图笔的位置/速度和加速度首先都将被计算出来。这些绘图笔的运动状态数据能够以波形形式来

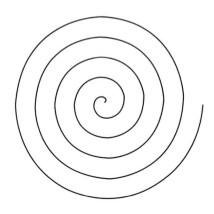

图 3.2　一个五圈的阿基米德螺旋图案示例

表示。在应用傅里叶变换（FT）之后，将以其分量频率进行描述。通过绘制这些信号的功率谱，每个频率的功率都将可以被展示出来。图3.3 显示了帕金森综合征患者和健康受试者的功率谱示例。在帕金森综合征患者的功率谱中，可以清楚地看到 4Hz 和 6Hz 之间的一个峰值；但是健康受试者的数据曲线没有这样的峰值。可以清楚地识别出两组之间的差异，尤其是考虑预期帕金森综合征患者会出现 4～6Hz 的震颤。

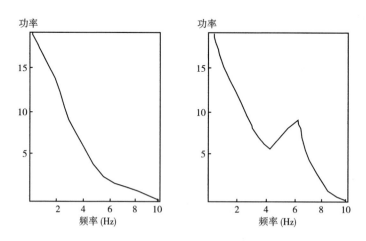

图 3.3　帕金森综合征患者（右图）和年龄匹配的健康受试者

（左图）绘图笔的运动数据的功率谱

三、运动迟缓的评估

具有运动迟缓症状的帕金森综合征患者难以立即发起和执行肢体运动，随后会表现出缓慢的肢体运动。上述关于震颤的方法也可以用于评估运动迟缓。阿戈斯蒂诺等（Agostino et al.，1992）引入了五边形任务形状来测量运动迟缓，如图3.4所示。在他的实验中，可以看到患者绘制的形状在最后两个边缘出现了变慢的情形。帕金森综合征患者和健康对照组在绘制时也会花费不同的时间来描绘五边形的每一侧边。

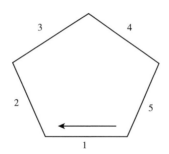

图3.4 五边形绘图任务

阿戈斯蒂诺等从他们获得的结果中得出了两个结论。一个结论是帕金森综合征患者通常比健康对照组花费更多的时间来完成追踪绘制五边形的任务。该事实可以通过帕金森综合征患者的运动数据分析结果加以确认，表现了帕金森综合征患者四肢运动迟缓的特点。另一个结论是帕金森综合征患者描画五边形的后侧的速度比前侧的速度慢，即随着非重复序列的进行，帕金森综合征患者的行动表现出动作减慢的现象（Agostino et al.，1992）。

四、数据采集软件

本书主要关注使用数字化平板设备评估和诊断帕金森综合征的几种方法。对受试者进行数据采集主要适用 York 数据采集系统（YDAS）的软件，其界面如图 3.5 所示，使患者能够在数字化平板设备上执行跟踪任务，并将结果存储在数据文件中，该数据文件可用于随后的数据处理和分析。

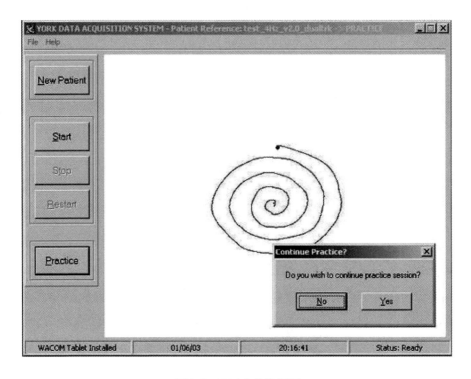

图 3.5　YDAS 软件界面

五、项目研究目标

由于目前诊断帕金森综合征的病理特征相对比较困难，因此有必要寻求一种更好的方法更有效更准确地来检测帕金森综合征的症状。因此，对大多数研究人员来说，使用计算机或电子设备来实现此目标是一个不错的可能选择。许多相关研究中已经采用了数字化平板设备采集与帕金森综合征有关的各种数据和信号。运动迟缓是帕金森综合征的关键症状，基于计算机的检测运动迟缓的方法是帕金森综合征诊断和检测的重要组成部分。迄今为止，由于运动迟缓的特征复杂和病理原因，对运动迟缓的检测研究受到限制。以下各章中描述的研究工作将提出对运动迟缓的评估和分析，力图实现一种客观、无创且具有成本效益的研究路径。

第三节　肢体运动数据获取

不能立刻启动肢体运动和肢体运动缓慢是运动迟缓的基本表现。帕金森综合征运动迟缓的患者在肢体执行自发运动（如跟踪描绘模板）时会犹豫。因为正常受试者的自发运动不会以高于 3.3Hz 的频率发生（Redmond et al.，1985），而在帕金森综合征患者中有时频率会更低。这意味着存在静息性震颤（3 ~ 5Hz）和姿势性震颤（5 ~ 12Hz）基本不会严重影响运动迟缓的测量。因为两种震颤的频率都更高，所以帕金森综合征的震颤导致产生的信号噪声可以通过各种技术手段消除。运动迟缓和震颤可能同时存在于帕金森综合征患者的身上，但震颤可以通过过滤运动信号来被检测出来。为了量化运动迟缓的这些表现，需要测量患者绘画时笔的采样时间和速度。由于绘图活动是实时数字化的，并以固定间隔进行采样，因此可以通过计算两个坐标位置之间的距离并将其除以相关时间标记的差值来获取笔在任何时刻的速度值：

$$v_{ij} = \frac{\sqrt{(x_j - x_i)^2 + (y_j - y_i)^2}}{t_j - t_i} \qquad (3.1)$$

其中，v_{ij}为笔在点 $x_i y_i$ 与点 $x_j y_j$ 之间的移动速度，而 t_i、t_j 则分别表示笔移动到点 $x_i y_i$ 和 $x_j y_j$ 的时间点。

数据/信号采集任务中要求帕金森综合征患者和健康受试者需要用专用笔（手写笔）绘制在数字化平板设备表面上的一张纸上。绘图时笔的姿态如图 3.6 所示。为了使统计分析更为可靠，一般会要求受试者绘制指定图形或者形状大于等于三次。也就是说，通常每位受试者至少会产生三个绘图记录。与绘图记录相应的绘图笔的运动数据被传输并存储在个人计算机上，随后将使用 Matlab 程序对数据进行处理。在数据获取过程中需要以下特定的设备和数据收集软件。

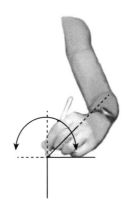

图 3.6　绘图笔的姿态

一、实验设备

最主要的实验设备是配合绘图笔来记录移动数据的数字化平板设备。另外，还需要一台笔记本电脑来接收数字化平板设备捕获的数据。全套数据采集设备如图 3.7 所示。图形输入板是一种电子设备，可以将笔在 x 坐标和 y 坐标方向上的移动和笔的倾斜程度定位。这种数字化平板也可以感应施加到绘图笔上的压力。在测量受试者的绘画动作时，图形化数字输入板以每秒 100 个样本的速度对绘图笔的位置进行采样。通过使用 RS - 232C 串行端口接口，此电子平板设备通过电缆连接到便携式计算机。此外，在受试者开始绘图之前，需要在绘图板上放置一张描图纸和一个模板。下面列出了数字化平板设备的详细规格：

（1）类型：Wacom Intuos A4 超大图形输入板；

（2）绘图表面尺寸：30. 48cm×31. 68cm；

（3）表面分辨率：100 条线/毫米；

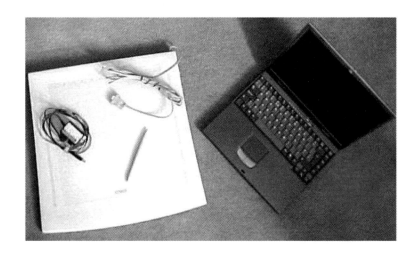

图 3.7　全套数据采集设备

（4）精度：+／-0.25 毫米（Intuos 触控笔）；

（5）倾斜角度：+／-60 度；

（6）最大数据采样率：每秒 100 点；

（7）连接接口：RS-232C 串行端口接口；

（8）压力等级：1024 级。

二、数据采集系统

为了接收和保存从图形输入板传输的数据，便携式笔记本计算机上需要安装名为 YDAS 的数据采集软件。该软件由英国约克大学的电子系开发。此项目中使用的当前版本为 ver 2.1。

YDAS 的目的是存储帕金森综合征患者或健康受试者追踪绘制指定任务形状时产生的运动数据。YDAS 具有友好而简单的界面。加载 YDAS 后，该软件的初始功能界面如图 3.8 所示。目前仅需要启用"新患者"（New Patient）按钮。

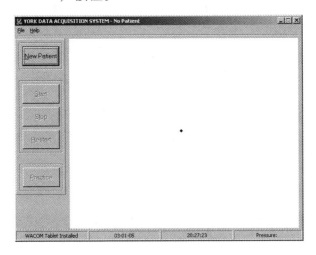

图 3.8　YDAS 软件的初始功能界面

注：目前仅"New Patient"按钮被激活。

在帕金森综合征患者或健康受试者开始绘制之前，用户应单击“新患者”按钮，然后会出现一个新窗口，如图 3.9 所示，以便用户可以输入对象的详细信息。在这些详细信息中，序列编号是强制性需要输入的，因此可以借此识别出参加测试的每个帕金森综合征患者或者对照的健康受试者。

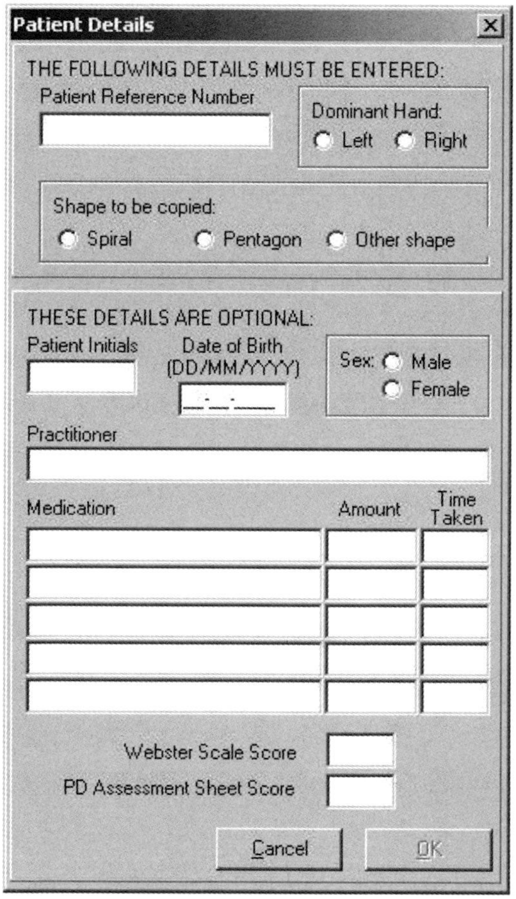
Patient Details

THE FOLLOWING DETAILS MUST BE ENTERED:

Patient Reference Number

Dominant Hand: Left Right

Shape to be copied: Spiral Pentagon Other shape

THESE DETAILS ARE OPTIONAL:

Patient Initials

Date of Birth (DD/MM/YYYY)

Sex: Male Female

Practitioner

Medication | Amount | Time Taken

Webster Scale Score

PD Assessment Sheet Score

Cancel OK

图 3.9　YDAS 软件中有关患者信息的登记界面

完成详细信息输入后，将关闭详细信息窗口。然后可以启用“开始”按钮，用于开始测试。在图形输入板上绘制的所有内容都显示在主窗口中，如图 3. 10 所示。

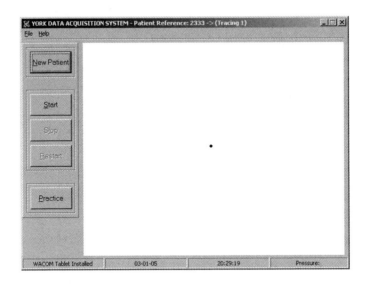

图 3. 10　YDAS 软件已经准备开始进行数据采集实验，
开始（Start）按钮已经被激活

三、Data storage structure 数据存储结构

从图形输入板产生的数据被保存在数据文件中，以便将来根据不兼容问题进行分析。数位板捕获的数据的每个组成部分均在数据文件的单独行中列出。每个数据文件都有一个文件头，其中包含前 27 行，它们是患者和测试的详细信息，如患者的姓名和出生日期、测试的确切时间等，示例如图 3. 11 所示。

位于文件标题最后一行之后的第一行的数据记录了此测试的确切时间，之后是患者数据的主体。从第 28 行开始，每 6 行构成一个数据包。每个分组包括时间戳、x 坐标、y 坐标、倾斜角度 x、倾斜角度 y、笔压力水平，如表 3. 3 和图 3. 12 所示。

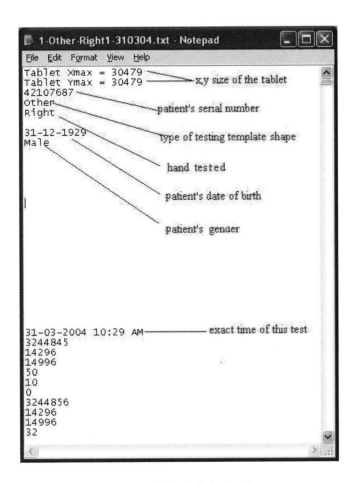

图 3.11　数据文件头的示例

表 3.3　　　　　　　　　　　　　　　　数据基本单元

	基本数据单元
01	时间戳
02	X 坐标值
03	Y 坐标值
04	X 倾斜角度
05	Y 倾斜角度
06	笔的接触压力值

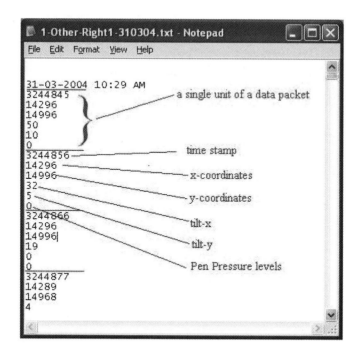

图 3.12　数据文件中数据的基本单元组成格式

第四节　数据采集任务设计问题域

在通过绘画采集手绘图笔的运动数据时，受试者需要保持直立正坐的姿态（见图 3.13），以避免其他因素的影响。以往研究人员选择了螺旋图案作为受试者要在图形输入板上追踪绘制的任务形状，然而螺旋可能不是量化运动迟缓的最佳形状。尽管五边形图案的绘制任务可以在某种程度上用于运动迟缓的检测，但是该试验的结果仍然需要进一步改进，以便可以更好地定量评估运动迟缓。使用螺旋任务产生的先前数据仍然是有用的，因为毕竟依然有潜在的价值信息可用于量化运动迟缓的发生次数。

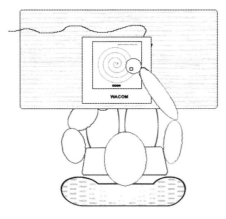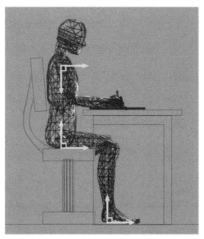

图 3.13　受试者绘图姿态示意

一、Spiral 螺旋

在之前的研究项目中，研究人员选择阿基米德螺旋模板来测量帕金森综合征的震颤症状。用于模仿绘制的图案模板通常会选择五圈或六圈阿基米德螺旋线。帕金森综合征患者和对照组中的健康受试者会被要求跟踪绘制指定的螺旋图案。同时，绘制时需要按照"尽可能快"（快速）和"尽可能精确"（正常速度）进行，产生两类数据。

因为跟踪阿基米德螺旋模板是一个相对连续且平滑的运动，所以没有可观察到的停止起点。理论上仅仅可以从最初的起点观察到启动困难。但是，运动迟缓的另一个特征是运动缓慢延迟。通过分析这些数据，我们可以确定帕金森综合征患者与健康对照受试者相比，患者图案绘制任务花费的时间会更长。

二、五边形

五边形模板也被一些研究人员用来测量帕金森综合征。由于可以观察到相对较长的任务执行时间，因此从五边形任务获取的数据可能包含有关运动迟缓的信息，在绘制五边形时可能会增加运动迟缓发生的概率。在某种程度上，五边形绘制过程中绘图笔的运动由与螺旋描迹类似的运动肌肉动作组成。另外，五边形追踪运动包括五个直线追踪活动。当受试者快速描画五边形时，他自然会在相交的五个点做暂时的停顿，以便改变笔的方向并尽可能精确地定位该点。如前所述，快速运动开始的障碍和困难是运动迟缓的主要特征。因此，五边形任务在理论上能够测量初始运动障碍的存在——犹豫不决从而表现运动迟缓。然而，该五边形任务也具有一些弱点。例如，绘制五边形的任务仅由五条直线组成，依然过于简单，以至于无法生成足够的数据来检测到存在运动迟缓的可靠特征。

三、肢体运动犹豫

运动迟缓是指运动的开始和执行以及运动停止的困难或缓慢。1925年，威尔逊（Wilson, 1925）首次证明，在对偏瘫患者进行重复的屈膝测力记录时，清楚地显示了运动开始的延迟和连续运动中运动时间的延长。柳泽伸夫等（Yanagisawa et al., 1989）设计了威斯康星卡片分类测试和准则转换任务。藤生彦彦（Fuyuhiko Tamaru, 1989）的研究还表明，帕金森综合征患者难以同时应对多种运动，这可能是由于患者的注意力无法集中所致。在他们的试验中，当帕金森综合征患者尝试开始并执行肢体运动时，首先会产生较小扭矩相对恒定地维持一段时间，然后肌肉才会输出足够的力来使其肢体移动达到目标。他们的研究还表明，肢体的刚度、机械性能或其他障碍并非最初产生小扭矩的原因。显然，肢体运动初期不能产生足够的力量会在运动刚开始时产生运动犹豫现象。

考虑这些运动初始的犹豫症状通常发生在帕金森综合征的肢体运动中，对于具有运动迟缓症状的帕金森综合征患者，可以建立理想的运动迟缓速度曲线模型，用以描述这种犹豫特征的存在，如图 3.14 所示。

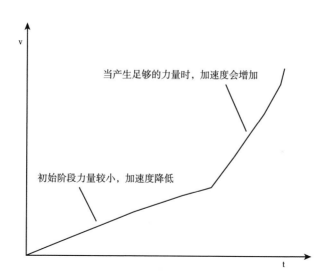

图 3.14　发生肢体运动的犹豫现象从而产生理想中的速度曲线

由于数据中噪声的可能影响，会导致无法准确生成理想的运动初始犹豫的模型。但在应用特定的噪声平滑或滤波之后，可以实现更贴合实际的症状特征模型，如图 3.15 所示。

在该速度模型中，低加速度线开始成为具有较高加速度线的点不是单个点，而是较短的减速线。在原始速度曲线中无法观察到完美的加速度变化，这是在速度曲线上应用合适的平滑方法的一个主要原因。

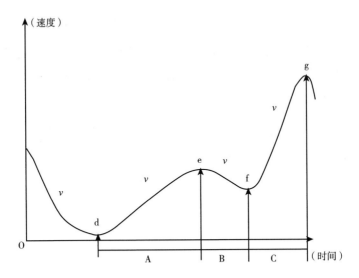

图 3.15　现实中可能出现的肢体运动犹豫产生的速度曲线

仅依赖模糊的模型不足以描述运动迟缓的可能存在，因此相关的定量设计是必不可少的。为了使模型提高可量化性，在速度曲线中可以标记四个峰值点。通过设置这些点之间的速度和时间值的比例，可以给出特征的定量标准。速度曲线的 "A" 部分描述了初始加速度。标签 "B" 代表缓解期，然后观察到第二个阶段的加速度（标签 "C"）大于 "A"。这些值的详细比例难以确定，因为当前由于运动迟缓的复杂特征，无法对运动迟缓进行准确表达，所以提出了满足几个基本要求的数学描述：

（1）$v_d < v_e$ or v_f or v_g：点 "d" 代表起点；

（2）$v_e > v_f$：由于不可避免的噪声导致的第一次低加速度后的速度降低；

（3）$v_g > v_e$：第二个加速点的终点；

（4）$v_d < \bar{v}$：起点速度应小于平均速度；

（5）$\dfrac{v_e - v_d}{B} < \dfrac{v_g - v_f}{C}$：第二加速度大于第一加速度；

（6）B＜A：缓解期间应小于第一个加速期；

（7）持续时间"A"应大于某个值，以使犹豫期很明显地表示出来。

已经考虑到为上述参数选择不同值以获得帕金森综合征患者和健康对照受试者绘图实验结果之间的最大差异。选择的最终条件在式（3.2）至式（3.7）中显示。

$$0 < v_d < \frac{\bar{v}}{3} \tag{3.2}$$

$$v_f > v_d \tag{3.3}$$

$$\frac{A}{C} > \frac{2}{5} \tag{3.4}$$

$$\frac{(v_e - v_d)}{v_g - v_d} < \frac{1}{2} \tag{3.5}$$

$$\frac{A}{B} > \frac{2}{3} \tag{3.6}$$

$$\frac{(v_e - v_d)/B}{(v_g - v_f)/C} < \frac{1}{2} \tag{3.7}$$

第五节　五边形任务分析及改进

一、任务持续时间

在以往进行的相关研究工作中，五边形的绘制实验获得了 30 位帕金森综合征患者的 82 个数据记录和 20 位对照组受试对象的 64 个数据记录。绘制五边形所产生的数据用于测试所提出的模型，从而以数学方式识别运动迟缓的原因。

运动迟缓的一个关键方面是动作缓慢。比较两组数据，我们可以看到完成绘制五边形任务所需花费的时间有所不同。通过计算五边形跟踪任务的持续时间来获得结果的直方图，如图 3.16 所示。在帕金森综合征患者组中，相对更多的帕金森综合征患者花费 100 秒或更长时间来完成五边形跟踪绘制任务。相应地，帕金森综合征患者与健康对照组相比，患者的平均任务花费时间更长。

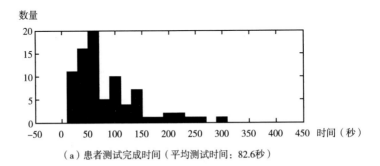

（a）患者测试完成时间（平均测试时间：82.6秒）

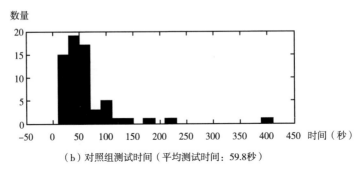

（b）对照组测试时间（平均测试时间：59.8秒）

图 3.16　帕金森综合征患者与健康对照组相比

二、速度特征的显现

在识别五边形绘图数据中前面定义的速度特征是验证运动迟缓速度特征描述的另一种方法。通过使用 Matlab 检测这些数据中的特征，可以发现至少一个运动迟缓速度特征位于帕金森综合征患者记录中以及健康对照组受试对象的数据中。总体而言，可以在年龄匹配的健康对照组中的 64 个受试者数据记录中的 8 个数据记录发现肢体运动犹豫速度曲线，而帕金森综合征患者组是 84 个数据记录中的 20 个可以发现类似肢体运动犹豫的发生。由此可见，帕金森综合征患者中发生的运动迟缓速度特征的发生率几乎是健康对照组的两倍。

三、测试图像的候选

拟进行测试的一项重要要求是强调帕金森综合征患者的肢体运动以增加识别运动迟缓的可能性。为此，一些任务被特别设计出来。根据以往的研究（Wilson，1925；Yanagisawa et al.，1989），快速的自发手部运动可以强调运动迟缓的症状。引发大脑产生指令最简单的快速自发运动绘制任务是尽可能快地绘制直线，如图 3.17 所示。

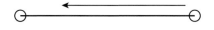

图 3.17 绘制直线启动笔的加速度

快速地移动绘图笔非常可能会引起帕金森综合征患者的运动缓慢和犹豫症状的出现。但是为了增加帕金森综合征患者运动迟缓症状在任务期间表现出来的可能性，需要设计和引入更复杂的绘图任务。例如，五边形的多边形就是由仅有的几条直线组成的任务。仅绘制多边形还不够复杂，可能无法创造足够的机会来产生运动迟缓。此外，帕金森综合征患者对阿基米德螺旋线的耐受性良好。由一系列直线组成的螺旋结构是另一种选择。例如，可以选择螺旋三角形（见图 3.18）、螺旋四边形（见图 3.19）、螺旋五边形，以及甚至具有 6 个以上角度的螺旋多边形。

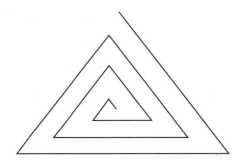

图 3.18　螺旋三角形图案

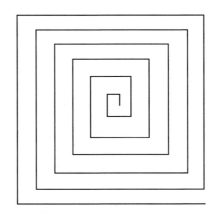

图 3.19　螺旋四边形图案

四、最终的合理图像设计

通过以往研究所采用的图形的优缺点进行分析和对比，再加上对目前需要获取数据的考量，将从可能的图形中选择最能引起犹豫的任务作为要采用的任务。有效地检测运动迟缓需要足够的运动内容才能生成足够数量的数据，然后进行分析并最大限度地检测运动迟缓。当帕金森综合征患者描绘出五边形形状时，会出现运动迟缓的更多可能性。同时，由于螺旋形状能够允许不间断地移动并生成相对大量的数据，因此将五边形和阿基米德螺旋形状组合在一起，结合两者的优点。根据以往的相关研究工作，一个5圈旋转的正五边形螺旋可以产生足够的数据进行有效分析，并且不会使帕金森综合征患者或者健康受试者感到疲劳，正五边形螺旋的两次旋转之间的距离为2.5厘米，与先前的螺旋形状相同。因此，综合考虑之后，最终提出的任务模板如图3.20所示。

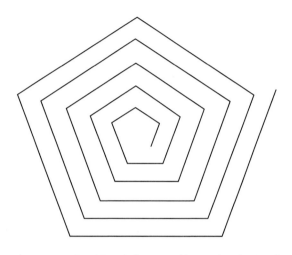

图3.20　一个6圈（或者5圈）的正五边形螺旋图案

数据采集任务协议的另一个重要方面是要求受试者执行绘制任务的速度。在以前的相关研究中，指定了两种速度：一种是"尽可能快"（快），另一种是"尽可能精确"（正常或较慢的速度）。考虑运动迟缓的特征，运动的缓慢和无力发生在快速的自发运动中。同时，为了简化数据采集任务的复杂度，降低受试者的理解和沟通成本，因此数据采集任务的速度规格要求只需要是"尽可能快"即可。

第四章　数据采集与分析

第一节　实验规范与协议

整个实验分为两个阶段：

（1）数据收集：数据采集与存储；

（2）数据处理：分析数据的速度曲线。

以下各节描述了执行帕金森综合征运动迟缓实验数据采集的详细过程。在数据采集阶段，数据获取过程的大多数方面都根据以往的研究和工作为基础进行了一定改进。完成的收集运动数据的实验包括以下几个重要步骤。

一、图形输入板配置

首先将平板设备连接到便携式计算机，并将电源连接到两个设备。如果受试者不知道下一步该怎么做（如老年人的注意力容易不集中），且如果他们不容易处理复杂的动作的话，可以先将受试者的工作模板隐藏起来，其方法是将其放在图形输入板上，并覆盖一张空白绘图纸。另外，还需要注意的是，数字化平板设备应水平放置在桌面上。打开电脑和数字化平板设备后，需要提前进行简单的检查，以确保整个系统数据连接正常，并且各设备运行良好。

二、实验对象

受试者需要坐在舒适的椅子上才能更好地进行测试。其座椅高度和靠背应该可以调节，以便可以取得更理想的效果。在测试开始之前，受试者可以调节椅子的高度和靠背，以便达到一个使自己感到最舒适的坐姿。如果可调节的高度和靠背椅子无法获得的话，则要求至少椅子有足够的重量，以避免患者在实验过程中出现身体晃动的现象。实验中要求受试者上身保持大体直坐，受试者的大腿与地板保持大致平行，并且受试者的脚保持平放在稍微倾斜的脚凳上。受试者握笔时应该能够很轻松地从需要绘制的图形的中心移动到图形模板的所有边缘。

三、实验前信息输入和登记

测试数据采集人员应在测试开始之前输入患者的详细信息，应包括：左/右手、患者系列编号、出生日期和性别、药物治疗史和帕金森综合征评分量表分数（如果有的话）。

四、练习模式

测试管理员需要指导受试者至少练习一次绘图，熟悉图形输入板和专用笔的用法。测试管理员可以口头告诉患者何时开始和停止练习。该练习一般持续一分钟左右，练习结束后移除练习使用的纸片，从而显示出任务图形模板。

五、数据采集详细要求

在受试者开始测试之前，测试管理员必须告知受试者：

（1）绘制将从五边形螺旋线的中心向外进行；

（2）五边形螺旋线必须画在一条连续的线上，在描画时笔不能从纸上抬起且不能停顿；

（3）不需要非常精确地绘制；

（4）应该"尽可能快"进行绘图；

（5）当笔到达绘制形状的最外端时，绘制任务完成。

在测试期间，实验者应注意以下几点：

（1）受试者应保持正确的身体姿态和手势，受试者的另一只手不会妨碍笔的运动；

（2）受试者应正确握笔；

（3）避免受试者移动腿部或脚趾（振动可能会通过骨关节向上进入腕部）。

六、数据采集实验执行

完成上述步骤后，测试数据采集人员可以用清晰确定的声音要求该受试者开始将五边形螺旋形状复制到描图纸上。例如，测试管理员将告诉受试者"您可以立即开始绘图"。并且将要求受试者任务完成后口头回答"完成"或"结束"。

在每一次重复完成绘制任务时，描图纸将被替换为空白干净的新描图纸，从而可以为受试者提供一段短暂休息的时间。当受试者成功完成三次任务后就可以结束测试。对于年龄匹配的健康对照受试者，也同样应重复整个过程。如果受试者无法完成任务，则实验管理者或受试者可以决定在测试期间的任何时刻停止任务。

七、实验结果检验

并非来自受试者绘制图形产生的所有数据都对随后的实验分析有效。为了删除无效和错误数据，需要有效的五边形螺旋线绘制结果的判断标准。判断为无效的五边形螺旋线绘图的标准（当判定测试无效时）：

（1）绘制的图形不是连续画线；

（2）移动顺序不符合要求（绘制直线过程中出现中断和停止）；

（3）过长的绘图时间（绘制速度太慢）。

绘制五边形螺旋线后屏幕上显示的有效图例如图 4.1 所示。

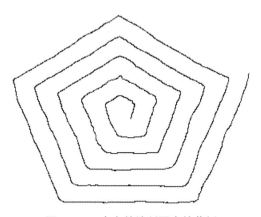

图 4.1 一个有效绘制图案的范例

在测试过程中，如果测试数据采集人员对绘制出的图形不满意（见图 4.2），需要求受试者重复该次绘制任务。如果在绘图任务执行期间出现绘图笔尖端的压力过低的情形，也需要求受试者重新开始当前的绘图任务。

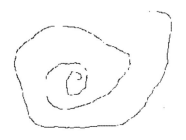

图 4.2　不满意图形的范例

注：绘制任务中没有完成指定的图案，并且绘制过程出现笔画的不连续。

第二节　数据采集

一、数据收集实验

数据的采集一共进行五次，数据采集是在相关医院中进行。医院为这些试验提供了一个专门的工作区域。每次由负责的两名医生安排 2 ~ 6 名帕金森综合征患者或健康对照组受试者参加数据采集实验。数据采集通常从上午 10：30 持续到下午 2：30，持续 4 个小时。实验设备包括数字化图形输入平板和相关附件、便携笔记本电脑以及足够的描图纸和模板。开始设置实验设备时，必须检查一些重要步骤，如表 4.1 所示。表 4.2 描述了每次绘图时需要的要求和步骤。

表 4.1　准备设备的步骤

序号	软硬件检查
1	连接绘图平板与笔记本电脑
2	接通平板与电脑电源
3	简单检查数据采集系统
4	设置受试者座椅

表 4.2　　　　　　　　　　　　数据采集绘制任务步骤

序号	实验程序步骤
1	在平板设备上放置空白纸的模板
2	受试者坐直并正确调整椅子
3	描述测试程序和对受试者的要求
4	将有关受试者的信息输入 YDAS 软件中
5	受试者将被要求在模板上的空白纸上进行一个简单的练习
6	移走练习用纸，让受试者开始描摹模板

便携式笔记本电脑需要安装必备的数据采集软件 YDAS 2.1 和 Wacom Digitizing 绘图平板的驱动程序。实验设备需要提前进行测试，以确保其在测试中能正常工作。

二、数据收集过程中可能出现的问题

在数据获取过程中，存在一些可能会对数据的进一步处理产生负面影响的问题，如 YDAS 数据采集软件可能出现不稳定的情况。在一些出乎意料的情况中，它可能无法正确获取数据。为了避免让受试者不必要地重复绘图，测试管理员需要提前进行绘图测试，以确保系统正常工作。

当受试者中途停顿下来或将绘图笔从描图纸上移开，以便更准确地描画任务形状时，这种情况可能会使运动数据的采集产生不连续的断点。尽管这时候可以要求他们重复执行任务，但如果类似情况发生的次数过多，受试者由于年龄的原因很快就会感到疲劳和不耐烦。

另外需要注意的是，一些受试者由于年龄偏大，其中大多数受试者存在听力障碍。当医护人员都无法与他们沟通时，就很难使他们理解数据采集实验的全部步骤和要求；而且也许是因为某些受试者还患有另一种疾病或功能障碍，抑或是他们的帕金森综合征过于严重，以至于无法绘制出完整的五边形螺旋线。还有一些情况是老年受试者通常在不戴眼镜的情况下阅读实验说明时会遇到问题，这时需要与之耐心地沟通，必要时请求医院护理人员提供协助。

数据采集过程中还会遇到一些更为棘手的问题：采集到的某些部分数据在分析阶段被发现是无效的信号。在某些采集到的受试者数据中，由于一些原因造成数据无效，可用的数据记录将有可能少于三个。而这时已经无法对数据进行补充了。

第三节　数据分析

一、噪声过滤和信号平滑

在获得与绘制图形任务相关的绘图笔的运动数据之后，可以计算出绘图笔的速度等信息。原始数据中还包含有由多种原因引起的噪声。例如，帕金森综合征的震颤会主要以 3～5Hz（静止震颤）和 5～12Hz（姿势性震颤）的速率产生数据噪声。正常受试者的自发运动不会以高于3.3Hz的频率发生。此外，运动迟缓的存在反映在自愿运动的缓慢和启动困难上。因此，很多帕金森综合征患者在患有震颤和运动迟缓的情况下，必须以大于3.3Hz的速率消除噪声，以便可以将运动迟缓的信号与震颤产生的信号加以区分。肢体僵硬是帕金森综合征的另一个重要症状，它是由于肌肉张力增加而引起的骨骼肌和关节的僵硬。引发肢体僵硬产生的噪声频率一般为6～12Hz。因此，该频率也能够通过低频滤波器加以消除。通过消除帕金森综合征其他症状的噪声信息，就可以提取出运动迟缓的数据信号信息。使用数字信号滤波器是去除不想要的噪声信号的常用方法，而3.3Hz是切断频率的理论选择。然而不幸的是，原始数据中还存在其他噪声。为了找到合适的截止频率，需要尝试为数字信号滤波器选择出"最佳"的截止频率。通过比较几位患者追踪记录的平滑速度曲线（见图4.3），可以清楚地看到1Hz是一个可接受的选择。但是，完全忽略截止频率处的其他频率将有可能导致实验分析出无效的结果。因此，选择了0.5Hz、0.8Hz、1Hz、1.2Hz、1.5Hz、2Hz和3Hz这七个频率作为截止频率，而较早定义的运动迟缓速度特征将位于整个数据中。Matlab中的Butterworth滤波器"butter（ ）"和"filtfilt（ ）"函数提供了平滑分布信号的理想方法。在这种情况下，选择7阶Butterworth滤波器。由于数位板在记录图形时的采样率，因此，如果选择1Hz作为低通截止频率，则"butter（ ）"功能的系数为1/（100/2）。因此，平滑函数的示例为：

```
%———————————————— Noise smoothing ——————————
wn = 1/50 ;
[ b,a ] = butter( 7 ,wn ) ;
y = filtfilt( b,a,data ) ;
%———————————————— Smoothing ends ——————————
```

在前面列出的Matlab代码中，"data"参数是绘图平板获取的对象跟踪运动的原始信号。"filtfilt"功能通过使用butter函数产生的"b"和"a"参数应用于原始信号，以实现Butterworth低通滤波器。

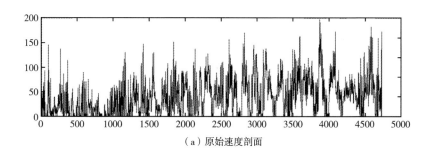

（a）原始速度剖面

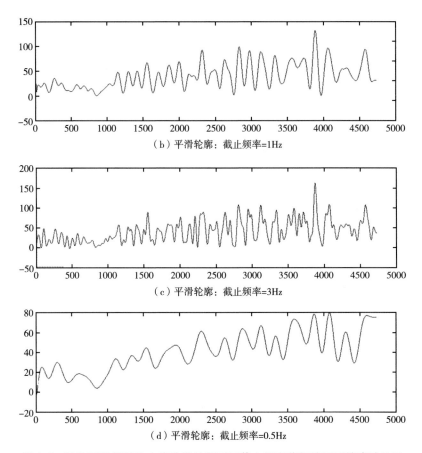

（b）平滑轮廓：截止频率=1Hz

（c）平滑轮廓：截止频率=3Hz

（d）平滑轮廓：截止频率=0.5Hz

图4.3 巴特沃斯低通数字滤波器使用不同截止频率获得的不同的滤波结果

二、峰值检测

在对运动数据信号进行平滑处理并保留有用的信息之后，可以生成速度分布图。受试者在绘图时的力输出如下：

$$F = a \times m \quad\quad (4.1)$$

$$a = \frac{\Delta v}{\Delta t} \qu\quad\quad (4.2)$$

平滑速度曲线中的每个转折点都表示力输出的变化，如表 4.3 所示，有两种类型的转折点。

表 4.3　　　　　　　判断某点为一定时间内局部峰值点的条件

条件	峰值性质
正加速度与负加速度邻接处	局部最大值
负加速度与正加速度邻接处	局部最小值

局部最大值表示笔的移动速度在可选择的一定时间范围内达到了最大值，局部最小点表示在某一时刻笔的运动速度降低到最小值。另外，还可以通过建立峰值点与其相邻点之间的关系来识别峰值点（包括局部最大值和局部最小值）。如果点 A 的前一个点和跟随点的速度小于点 A 的速度，则点 A 是一个峰值点，在该峰值点上，笔的运动速度增加值逐渐减小。使用相同的方法，也可以找到最低点。因此，对每个点的速度进行微分，可计算出局部最大值或最小值。使用 Matlab 中的 "diff（）" 函数，可以很容易地检测出受试者数据记录中的所有局部最高值/最低点。下面列出了 Matlab 示例代码：

```
%———————— locate the peak and nadir points ——————————
va = diff(data);
j = 0;
l = 0;
for i = 1:length(va) - 1
    if(va(i) > =0)&(va(i+1)<0)flag_peak(j+1)=i;j=j+1;end;
    if(va(i) < =0)&(va(i+1)>0)flag_unpeak(l+1)=i;l=l+1;end;
end;

%———————— end location ——————————
```

'data' is the array of pen velocity on every points.

'flag_peak( )' is the array to contain the peak point identified.

'flag_unpeak( )' is to store the nadir point found.

三、运动迟缓特征识别

在定义了运动迟缓的速度特征后，即可使用上述条件在收集到的数据记录中定位和寻找出该特征。成功获取帕金森综合征患者和年龄匹配的健康对照组的数据记录后，可以使用 Mathsworks Matlab 软件对数据进行平滑和分析。

分析数据的第一步是消除噪声，由于前面讨论的原因，在 Butter-worth 低通滤波器中使用了七个截止频率。应用滤波降噪后，获得了针对受试者反应的七个平滑信号。第二步是为运动迟缓的速度特征找到这些平滑信号中的每个变化点。第三步是通过使用 Matlab 编程来查找运动迟缓速度特征的出现（附录中有处理特征搜索的详细代码）。

四、数据分析过程中可能出现的问题

在数据处理过程中可能出现的主要问题有两个。一个考虑因素是，如何确定最合适的平滑截止频率？选择巴特沃思（Butterworth）低通滤波器截止频率的方法是通过反复试验找到最合适的频率。由于不同受试者的运动数据的范围不同，因此很难为低通滤波器选择最为准确的截止频率。但是，对于某个年龄和性别的人群，可以通过这种方式获取适当的截止频率值。

如何定义运动迟缓的慢性运动障碍特征的合适条件是另一个考虑的因素。在本书的研究工作中，根据对以往许多数据记录的分析来估算条件。基于运动迟缓/行动犹豫的速度分布的理想假设来定义条件，实际情况可能会更加复杂，因此选择使用的条件存在并不理想的可能。

第四节 数据分析结果

本研究总共组织了 15 位帕金森综合征患者和 14 位相似年龄的健康对照受试者，但是并非所有的帕金森综合征患者或健康对照受试者都能正确进行并完成实验。以至于实验结束后非常有必要对数据进行仔细检查。最终 12 位帕金森综合征患者和 10 位年龄匹配的健康对照受试者的数据被判断为可以接受用以进行后续的分析处理。数据检查中拒绝某些受试者的数据记录的原因如下：在对照组中，有四个受试者的数据被判定无效，因为这些记录的数据量太小而无法与帕金森综合征相匹配。此外，有些帕金森综合征患者由于身体不适而无法完成其追踪任务，并且一些患者在绘画中不断停止笔的移动或者多次将笔从平板上移开，从而使追踪记录不连续，以至于无法绘制出哪怕一张有效的图案。在有效的健康对照组受试者的图纸中，出于相同的原因，也必须删除一些记录。最终一共有来自 12 位帕金森综合征患者的 29 项数据记录和来自 10 位健康对照受试者的 34 项数据记录符合进一步分析的条件。表 4.4 列出了参加实验的受试者的详细信息。

表 4.4　　数据采集实验中受试者生成的有效数据记录统计

组别	性别	受试者人数（个）	平均年龄（年龄范围）（岁）
帕金森综合征患者组	男性	7	74.1 ± 8.4
	女性	5	(59 ~ 91)
健康对照组	男性	6	73.2 ± 5.3
	女性	4	(66 ~ 79)

在应用低通滤波器来平滑处理笔的原始运动数据中获取的速度信号之前，需要计算每个数据记录的任务持续时间。通过比较帕金森综合征患者和健康对照组受试者的任务持续时间（见图4.4），可以发现大多数健康对照组受试者均在不到100秒的时间内完成了图像的绘制任务，而有相当一部分帕金森综合征患者则花费了超过150秒的时间完成了图像绘制任务。这种现象极可能代表了运动缓慢的发生，这是运动迟缓影响肢体运动的一个重要表现。在图4.4中，可以发现帕金森综合征患者组的平均任务持续时间为118.6±60.6秒，几乎比健康对照组的平均时间（92.5±69.6秒）长30%。

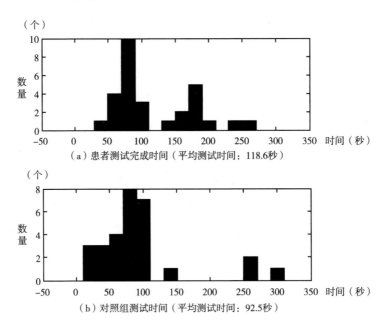

（a）患者测试完成时间（平均测试时间：118.6秒）

（b）对照组测试时间（平均测试时间：92.5秒）

图4.4　帕金森综合征患者组（上）和健康受试者对照组

（下）受试者的任务持续时间直方图

通过选择不同的截止频率，低通滤波器对速度分布信号进行平滑处理会生成不同的平滑速度曲线。在前述章节中，一共有7个频率被选择作为截止频率，以便平滑原始速度信号。因此，在之前章节中定义的运动迟缓速度特征的搜索将随不同的截止频率而变化。非常幸运的是，在 1Hz 的截止频率下，可以观察到两组数据记录之间的明显分隔。在帕金森综合征患者组中 41.6% 的患者可以发现至少一种运动迟缓速度的特征。当分析与年龄匹配的健康对照组的数据时，则只能在一个健康受试者的记录中发现这样的运动迟缓特征。帕金森综合征患者组所有记录中出现运动迟缓特征的比例为 9/29，比表 4.5 中的健康对照组高4.5 倍。

表 4.5　　　　　　　　　　　　运动迟缓速度特征搜索结果

受试者类型	帕金森综合征患者	健康受试者
出现特征的受试者人数（个）	5	1
受试者人数（个）	12	10
特征出现次数（次）	9	2
绘图数据记录数量（个）	29	29

总体而言，通过上述数据分析可以得出以下两个结论：

（1）一般而言，与年龄相匹配的健康对照受试者相比，帕金森综合征患者绘制五边形螺旋曲线用的时间更长。

（2）本书定义的运动迟缓速度特征在帕金森综合征患者的速度分布信号中比在健康对照受试者的数据记录中更加高频地出现。

第五章　进化算法分析数据

第一节　简　介

帕金森综合征震颤症状的检测和测量已得到很好的证明，可以作为帕金森综合征的有用指标。但震颤不是帕金森综合征唯一的症状，因为它仅在一定比例的病例中发现，并且还容易与其他神经功能障碍疾病相混淆。同样，肢体僵硬也不是唯一的症状，很难用传统的计算机技术进行测量。

尽管运动迟缓被定义为进行运动的缓慢度（Berardelli et al.，2001），但它通常与运动障碍和运动犹豫（分别表示冻结和较小运动）同义使用。为了量化这些症状，需要对运动进行测量。由于帕金森综合征患者的绘画活动可以实时或定期地进行采集肢体的运动数据，因此可以随时通过计算两个坐标位置之间的距离并将其除以相对时间戳的差异来计算绘画中笔的速度，如第四章所示。

速度的计算公式用于表示帕金森综合征患者尝试完成的绘制任务中笔的速度。其可以被称为帕金森综合征患者的肢体运动速度曲线，如图5.1中给出的一个示例。可以预期，这种速度曲线可以反映绘制图形任务的性质，例如，在这种情况下，通常可以在绘制五边形螺旋曲线的数据中检测到笔的加速和减速。数据分析的主要重点是在五边形螺旋曲线的一个边缘末端和下一个边缘的起点处帕金森综合征患者的笔速度。在这里，需要寻找通常被认为是运动迟缓的速度减慢和停止犹豫的特征，以便使帕金森综合征患者与健康对照组相区分开来（Berardelli et al.，2001）。本章对12位帕金森综合征患者和10位对照患者的速度分布进行了分析检查，目的是确定可以用作运动迟缓证据的特征。

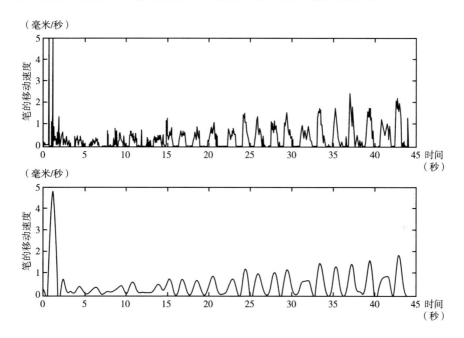

图5.1　帕金森综合征患者绘图中绘图笔的速率曲线（上）和平滑后（下）

这种运动迟缓特征的一个候选是两个假设，如图5.2所示。笔的初始加速度由标记为"A"的速度曲线部分描述。观察到第二个加速度大于"A"（标记为"B"）。在5位独立帕金森病患者的反应中，共检测到10个两部分速度特征的出现。该功能仅位于与年龄匹配的控制图响应之一中。

本章介绍了可以应用于各种任务的数字化笔移动的分析类型的一个示例，可以将每个绘画任务设计成强调和量化为感兴趣的特定症状。然而，识别这些特征显然是一项困难且耗时的任务，所以使用进化算法自动执行此过程可以提高识别这些特征的效率和效果。

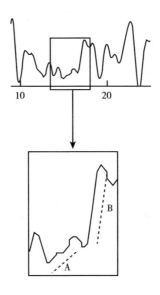

图5.2　帕金森综合征患者典型的绘图笔运动速度发生加速度变化的示例

第二节　应用进化算法

将进化算法应用于帕金森综合征患者的运动速度分布图中的特征定位问题需要进行以下准备工作：对帕金森综合征患者的数据记录进行适当格式转化；调整优化所选择的进化算法；在适当的训练和测试中集中安排帕金森综合征患者和年龄匹配的健康对照受试者的数据。

一、数据表示

首先，需要将每位帕金森综合征患者对图形复制绘制任务所产生的速度曲线转换为适合通过所选进化算法进行操纵的形式。如前所述，绘图笔的相对速度（描述了两部分的加速）对于检测帕金森综合征的运动迟缓症状特别有效。因此，通过区分时间，可以简单地计算出绘图笔在帕金森综合征患者速度曲线持续时间内的加速度。然后根据表 5.1 中描述的规则对计算出的加速度或坡度值进行量化和编码。

表 5.1　　　　　　　　　　受试者数据的量化和编码

速度斜率范围（加速度）	速度斜率编码
斜率 > 2	6
1 ≤ 斜率 ≤ 2	5
0 < 斜率 < 1	4
斜率 = 0	3
−1 < 斜率 < 0	2
−2 ≤ 斜率 ≤ −1	1
斜率 < −2	0

二、进化算法（笛卡尔遗传编程）

笛卡尔遗传编程（CGP）最初是由米勒（Miller et al.，2000）提出的，作为遗传编程的一种替代表示形式，它不需要使用基于解析树的编程语言，并且也不会表现出不受控制的扩展（通常称为膨胀）（Langdon，2000）。与传统进化算法的刚性树状结构表示相反，笛卡尔遗传编程允许以更加灵活（通常为矩形）的格式布置节点。示例笛卡尔遗传编程网络如图 5.3 所示，其中四个节点以 2×2 矩形格式排列。通过 I/P 0 和 I/P 1 将数值传送到网络，结果显示在输出 O/P 0 上。每个节点的结构仅包含一个函数，该函数处理在网络上显示的值，输入并将结果发送到输出。可以使用一组功能，从中将一个功能分配给网络中的每个节点。传统上，网络中的节点从第一个输入节点开始，从零开始连续编号，如图5.3所示。体系结构内的节点是通过染色体（chromosome）进行配置的，图5.4中给出了一个示例。

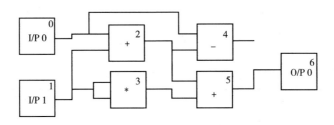

图5.3 笛卡尔遗传程序示例

注：节点编号在每个节点的左上角指定，节点功能为中心参考。

0 1 2   1 1 3   0 2 2   2 3 0   5

图5.4 用于配置笛卡尔遗传编程网络的染色体 chromosome 示例

染色体（chromosome）由一串整数值组成，该整数值逻辑上以三个为一组，为网络中的每个节点（非输入）提供值，即第一个三元组与编号为2的节点有关，第二个三元组与编号为3的节点有关。每个三元组的前两个值指定连接到相应输入的节点，第三个值是要应用于输入上显示的值的函数。这些染色体中许多形成了用随机值初始化的种群个体，然后将每个染色体用于配置网络以计算所考虑问题的结果。将在此网络的输出中呈现的结果与理想值进行比较，并得出适应度得分，将其与各自个体的染色体相关联。在以这种方式评估了种群中所有个体之后，优胜劣汰后保留下来，并用作下一代个体的父母。这些新的个体是通过简单的以不确定性的方式变异父母而产生的。对笛卡尔遗传编程（包括进化算法）的批评是：染色体内基因的位置对产生的表型有直接或间接的影响（Lones，2003）。换句话说，有关进化算法定义的特定信息的存储顺序对所得程序的操作、性能和特性具有直接或间接的影响。

这种作用被认为是不希望出现的，因为它们可能掩盖或修饰特定基因在表型（或产生的程序）产生中的作用。因此，进化算法通常被称为拥有直接或间接的上下文表示。雷斯（Lones）和泰瑞尔（Tyrrell）提出了其中基因不表达位置依赖性的进化算法的另一种表示方法（Lones et al.，2002；Lones，2003；Lones et al.，2004）。所谓的隐式上下文表示法，是指基因用于描述表型（或所得程序）的顺序，是根据其自身的特征而不是其在基因型中的特定位置，在它们自组织结合后确定的。这种传统的基于解析树的进化算法的隐式上下文表示形式，称为"酶基因编程"。随后实现了笛卡尔遗传编程的隐式上下文表示，称为隐式上下文表示笛卡尔。

遗传编程（IRCGP）专门用于图像处理滤镜的演化（Smith et al.，2005）。隐式情境表示采用的酶模型包括形状、活性和特异性（或结合位点）（Lones et al.，2001），如图 5.5 所示。连同输入和输出，可以将

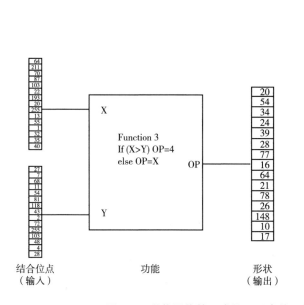

图5.5　进化网络的组成处理元素的示例

酶模型视为程序组件，执行其中一个操作。表5.2列出了可用于处理元件的函数，可以从中构建遗传程序。结合位点决定了酶希望结合的程序组分的形状（并因此决定了其类型）。另外，活性决定了酶要执行的逻辑功能。典型的遗传编程将包含一定数量的输入和输出以及一定数量的酶模型或成分。每个组件的绑定位点和逻辑功能的初始值都是不确定性分配的；但是，组件的形状来自其绑定位置的形状和逻辑功能的组合。初始化后，将组件绑定在一起形成网络，如图5.6所示。绑定组件的顺序取决于组件的绑定位置形状和另一个组件的形状之间匹配的紧密程度。首先绑定最佳匹配的组件，然后重复此过程，直到形成无法进行进一步绑定的网络为止。

表5.2 可用于处理元件的函数

函数索引	函数定义
F1	if $(X > Y + 3)$ OP $= 6$ else OP $= X$
F2	if $(X < Y + 3)$ OP $= 0$ else OP $= Y$
F3	if $(X > Y)$ OP $= 4$ else OP $= X$
F4	if $(X < Y)$ OP $= 2$ else OP $= Y$
F5	OP $= (X + Y) / 2$

注：X 是组件的第一个输入值，Y 是组件的第二个输入值，OP 是组件的输出值。

随着时间的流逝，组件可能会因突变而进化。突变以预定的概率应用于组件的绑定位点和逻辑功能。当发生这种情况时，会相应地导出新的组件形状，并可能导致组件之间发生不同的绑定；反过来，这可能会导致网络修改。如图5.6所示，处理元件网络排列成10行3列。此外，还可以看到10个输入组件和1个输出组件。从前述章节中描述的数据中，通过10个连续的梯度数据输入10个输入分量。在输出组件处获得的值用于指示是否存在特定的产物（代表帕金森综合征的特征）。

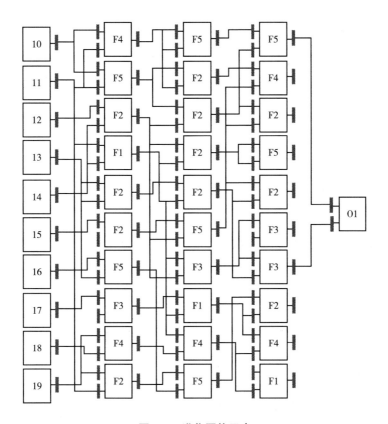

图 5.6　进化网络示意

第三节　适应度函数

适应度函数（fitness function）是基于识别帕金森综合征患者数据记录中的一些特征不会出现在年龄匹配的健康对照受试者数据中的期望。特征的存在由每个单独网络的输出组件返回的值（大于 3）确定；小于或等于 3 的值表示不存在特征（数字 3 是输出组件可能值范围的中间）。

适应性评分包括两个部分，每个部分取决于是否正在测试帕金森综合征患者或年龄匹配的健康对照受试者。对于帕金森综合征患者的数据，适应度评分是检测到的特征数量；在年龄匹配的健康对照受试者的数据中，情况恰恰相反。为了达到识别帕金森综合征症状的目的，只需在帕金森综合征患者反应中检测出一种此类特征即可。但同样重要的是，在年龄匹配的健康受试者对照数据中找不到此类特征。出于这个原因，用于发展网络的适应度函数需要进行重加权，以有利于未检测到年龄匹配的健康对照受试者数据记录中的特征。这可以通过使用指数函数相应地使匹配得分发生偏差来实现。

对于本书提出的结果，进化网络是使用种群规模为 5 的 10000 代演变而来的。其采用了传统的精英策略，每个组件所使用的功能的突变率为 6%，而结合位点形状的每个维度的突变率为 3%。

第四节　数据结果分析

一、帕金森综合征患者人群

本书总共评估了 12 位特发性帕金森综合征患者（女性为 42%）以及 10 位没有帕金森综合征或其他神经系统疾病（包括中风）的健康对照组（女性为 40%）。参加本研究的帕金森综合征患者的平均年龄为 74.1 岁（SD = 8.4 岁），排除标准包括药物诱发的帕金森综合征、多系统萎缩综合征、阿尔茨海默氏病和严重的认知障碍。多数健康对照受试者是在医院就诊患者的亲属，但少数是在医院接受一般康复或评估的其他疾病患者，平均年龄为 73.2 岁（SD = 5.3 岁）。为了在医院通常的条件下评估系统的性能，未向患者提供有关药物的任何特定说明，而是在其正常药物治疗方案下对其进行了测试。一旦从患者和年龄匹配的对照中收集到了数据，就可以通过两种方式将其提供给进化算法。

二、任意分割数据

首先，将帕金森综合征患者和与年龄匹配的健康对照受试者数据记录随意分为训练集和大小大致相等的测试集。使用本节中介绍的进化算法的目的是发展一种可以区分帕金森综合征患者反应和年龄匹配的健康对照受试者的网络。在经过 101 代后，形成了健康对照组适应度为99.068%和帕金森综合征患者适应度为 0.168% 的网络。年龄匹配的对照适应征不是100%，因为许多患者在接受测试时会受到药物的影响，从而弥补了帕金森综合征的某些症状。同样，如前所述，病人的身体素质差并不是什么严重的问题。可以保存代表适应性最高的网络的染色体，并将其用于测试阶段。具体而言，可以使用进化网络来区分帕金森综合征患者的数据记录和健康对照受试者的数据记录，这些数据未包括在进化阶段中（见图 5.7）。

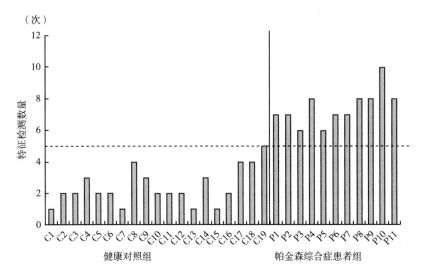

图 5.7 帕金森综合征患者组（P1 – P11）和年龄匹配的健康对照组

（C1 – C19）测试进化算法的结果

　　结果显示在表5.3中，对于每个数据记录，都显示了由进化网络识别出的特征的出现次数。在理想情况下，在与年龄匹配的健康对照组数据记录中不应出现特征，并且在每个帕金森综合征患者数据记录中均应至少出现一种特征。可以看出，特征位于每个数据记录中，但重要的是，与年龄匹配的健康对照组相比，帕金森综合征患者响应中的特征更多。更具体来说，年龄匹配的健康对照受试者都具有五次或更少次特征出现，而帕金森综合征患者数据记录中每个都具有六次或更多次特征的出现。这些结果已在图5.7中以图形方式呈现，其中帕金森综合征患者与年龄匹配的健康对照受试者之间的阈值可以看成是检测到五个特征（见表5.4）。

表5.3　　　　　对帕金森综合征患者数据使用进化算法特征检测结果

数据记录编号	数据记录类型	特征识别次数（次）
P1	帕金森综合征患者	7
P2	帕金森综合征患者	7
P3	帕金森综合征患者	6
P4	帕金森综合征患者	8
P5	帕金森综合征患者	6
P6	帕金森综合征患者	7
P7	帕金森综合征患者	7
P8	帕金森综合征患者	8
P9	帕金森综合征患者	8
P10	帕金森综合征患者	10
P11	帕金森综合征患者	8

表5.4　　　　　对健康对照组受试者数据使用进化算法特征检测结果

数据记录编号	数据记录类型	特征识别次数（次）
C1	健康对照组受试者	1
C2	健康对照组受试者	2

数据记录编号	数据记录类型	特征识别次数（次）
C3	健康对照组受试者	2
C4	健康对照组受试者	3
C5	健康对照组受试者	2
C6	健康对照组受试者	2
C7	健康对照组受试者	1
C8	健康对照组受试者	4
C9	健康对照组受试者	3
C10	健康对照组受试者	2
C11	健康对照组受试者	2
C12	健康对照组受试者	2
C13	健康对照组受试者	1
C14	健康对照组受试者	3
C15	健康对照组受试者	1
C16	健康对照组受试者	2
C17	健康对照组受试者	4
C18	健康对照组受试者	4
C19	健康对照组受试者	5

三、留一法则

处理数据的第二种方法是应用"留一法则"。在这种情况下，除了与一名帕金森综合征患者有关的那些数据记录之外，所有数据都包括在训练集中。训练网络得到了发展，排除的帕金森综合征患者数据随后被用作测试集。结果显示，该帕金森综合征患者的数据在训练集中已被替换，另一位帕金森综合征患者的数据也被排除，依次类推，直到以这种方式测试了所有帕金森综合征患者和年龄匹配的健康对照受试者。图 5.8 显示了在每个帕金森综合征患者和与年龄匹配的健康对照受试者的数据记录中检测到的特种数量。帕金森综合征患者和与年龄匹配的健康对照受试者之间的分离不像将数据记录任意分为训练和测试那样清晰，但大多数帕金森综合征患者有三次以上的特征出现，并且年龄匹配的健康对照受试者其数量则更少。

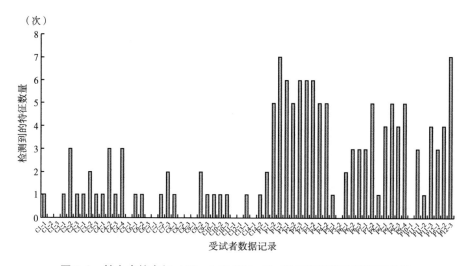

图 5.8　帕金森综合征（P1 –1 至 P12 –3）和年龄匹配的健康对照组
（C1 –1 至 C14 –2）的数据记录测试进化算法的结果

第五节　结　论

本章介绍了一种进化算法的初步结果，该算法用于区分帕金森综合征患者和年龄匹配的健康对照组对简单图形复制测试的结果。尽管这两个人群之间的区别并不完美，但这是可以预期的，因为帕金森综合征患者正在接受药物治疗以抑制正在测量的症状。当帕金森综合征患者首次诊断时，这将不会成为一个严重的问题，因为此时帕金森综合征患者尚未接受任何相关治疗。本章的分析结果证明了将进化算法应用于此类医学问题的潜力。重要的是，与简单地优化通过常规信号处理方法提取的那些特征相反，进化算法用于提取特征以对帕金森综合征患者进行分类可以取得更好的效果。

第六章　结论和未来研究

第一节　总　结

在前面实施的试验中，选择了同一时段对这些帕金森综合征患者与多名年龄匹配的没有帕金森综合征或其他神经系统疾病的健康对照受试者进行了评估。从实验结果中可以清楚地看出，帕金森综合征患者与对照组的健康受试者相比，患有帕金森综合征的患者会花费更多的时间来完成图像的描绘任务。但是当把任务持续时间与标准偏差（STD）一起考虑时，由于标准偏差过大，导致缺乏能与健康对照组区分开的实际意义。因此，尽管在帕金森综合征患者和对照组的健康受试者之间在任务完成时间方面确实存在比较大的差异，但依然无法仅基于此因素将受试者判定为帕金森综合征患者。例如，与大多数帕金森综合征患者相比，一些对照组的健康受试者甚至需要花费更多的时间来完成图像绘制任务。

把速度曲线平滑处理后，按照定义的运动迟缓特征进行搜索和分析，则产生了令人鼓舞的结果。当选择使用1Hz的截止频率时，在帕金森综合征患者中有相当多的数据记录检测到多处运动迟缓速度特征。年龄匹配的对照组健康受试者的数据记录中很少发现此类运动迟缓的特征。由于难以启动和执行肢体肌肉动作是运动迟缓的关键因素，因此，在其五角形螺旋描迹信号中至少包含一个运动迟缓速度特征的受试者有非常大的概率患有帕金森综合征。

第二节　对未来研究的预想

　　为了获得统计学上的意义，还需要进行更多数量的试验，需要从帕金森综合征患者身上获得更加丰富的运动数据。然后再将帕金森综合征患者和年龄相匹配的正常/健康受试者的数据相互比对，把对比结果应用于医学实践进一步进行研究。此外，可能还需要设计新的试验；需要描绘的任务图形的形状应使运动迟缓的表达最大化。对于被测和被采集数据的受试者对象，则要求该任务应该相对更加简单，以免造成受试者混淆和疲劳。另外，还需要考虑的一点是数字化平板设备的分辨率。平板采样具有的分辨率越高，记录实时笔或手运动从而发现运动迟缓的特征的可能性就越大。

　　需要指出的是，本书所论述的研究项目中使用的运动迟缓速度定义有其局限性。其条件的定义应更准确地描述运动迟缓中的实际犹豫。然而，当前关于肢体运动的发起与执行的困难和缓慢的研究缺乏运动学细节。因此，如何定义特征的条件以及如何在条件之间估计值仍取决于实际的实验数据和经验进行验证及计算分析。只有了解和准确定义了引发帕金森综合征患者肢体运动时犹豫不决的详细特征，才可以对该特征进行更适当的描述，从而更有利于下一步的研究。

附录

附录 I

以下是实验中所涉及的受试者的年龄数据：

表1　　　　　　　　参与实验的帕金森综合征患者年龄

患者编号	年龄（岁）	性别
1	75	男
2	71	女
3	69	男
4	59	男
5	73	女
6	80	女
7	67	女
8	73	男
9	91	女
10	75	男
11	85	男
12	72	男

表 2   **健康对照组受试者的年龄**

健康受试者编号	年龄（岁）	性别
1	78	男
2	72	男
3	66	男
4	76	男
5	66	女
6	78	女
7	67	女
8	79	女
9	72	男
10	78	男

附录 Ⅱ

用于统计计算描绘五边形螺旋图案任务完成时间并绘图展示的 MATLAB 程序代码如下：

```
% based on script_tasktimepentagonspiral. m
% calculate the task complete time for PENTAGON SPIRAL
% sample rate 100Hz


clear;
doplot = 1;
intv = 1;
sample_rate = 100;


%———————————————— Get patients'task completion time ————————————

data_files = dir(fullfile('c:','jq','work','ydas2_1','liverpooldata','all','patients','*.txt'));


[nfiles,dummy] = size(data_files);
```

```
for n = 1 :nfiles
    data_files( n). name;
    disp( [ data_files( n). name ] ) ;


[ thispathstr, thisname, thisext, thisversn ] = fileparts( data_files( n). name) ;


dat = textread ( fullfile ('c : ', 'jq ', ' work ', ' ydas2 _ 1 ', ' liverpooldata ', ' all ',
'patients', data_files( n). name) , '% f', - 1, 'headerlines',27) ;
    dat = reshape( dat ,6 , [ ] )';
    [ j,k ] = size( dat) ;
    tasktimepatient( n) = dat( j,1) - dat( 1,1) ;
    clear dat;
end;


%----------------------- Get controls' task completion time --------
-------
data_files = dir ( fullfile ('c : ', 'jq ', ' work ', ' ydas2 _ 1 ', ' liverpooldata ', ' all ',
'controls', '* . txt') ) ;


[ nfiles, dummy ] = size( data_files) ;
for n = 1 :nfiles
    data_files( n). name;
    disp( [ data_files( n). name ] ) ;


    [ thispathstr, thisname, thisext, thisversn ] = fileparts ( data _files ( n).
    name) ; dat = textread( fullfile('c : ', 'jq ', ' work ', ' ydas2_1 ', ' liverpooldata ',
```

```
'all','controls',data_files(n).name),'%f',-1,'headerlines',27);
dat = reshape(dat,6,[])';

[j,k] = size(dat);

tasktimecontrol(n) = dat(j,1) - dat(1,1);
clear dat;
end;


%------------------------- Draw the hist -------------

averagetimepatient = mean(tasktimepatient/1000);
timepatientsd = std(tasktimepatient/1000);


averagetimecontrol = mean(tasktimecontrol/1000);
timecontrolsd = std(tasktimecontrol/1000);


scalar_time = 0:20:max(max(tasktimepatient),max(tasktimecontrol))/1000;
if                      (doplot == 1)                    subplot(2,1,1);
hist(tasktimepatient/1000,scalar_time);end;


if(doplot == 1)title(['Patients"task   time:']);end;


if                      (doplot == 1)                    subplot(2,1,2);
hist(tasktimecontrol/1000,scalar_time);end;
```

if(doplot == 1) title (['Control subjects" task   time:']) ; end ;

end

附录Ⅲ

　　用于计算单个绘制五边形螺旋任务完成时间的 MATLAB 程序代码如下：

```
% based on script_tasktimeforpentagon. m
% calculate the task complete time for PENTAGON
% sample rate 100Hz
%
%
%

clear;
doplot = 1;
intv = 1;
sample_rate = 100;

%------------------------- Get patients'task completion time ----------------
data_files = dir(fullfile('c:','jq','work','data','Parkinson Patients','*. txt'));

[nfiles,dummy] = size(data_files);
for n = 1:nfiles
```

```
    data_files(n).name;
    disp([data_files(n).name]);


[thispathstr,thisname,thisext,thisversn] = fileparts(data_files(n).name);


    dat = textread(fullfile('c:','jq','work','data','Parkins
    on
    Patients',data_files(n).name),'%f',-1,'headerlines',24)
    ;
    dat = reshape(dat,6,[])';


    [j,k] = size(dat);


    tasktimepatient(n) = dat(j,1) - dat(1,1);
    clear dat;
end;


%----------------------- Get controls'task completion time --------
-------
data_files = dir(fullfile('c:','jq','work','data','Control Patients','*.txt'));


[nfiles,dummy] = size(data_files);


for n = 1:nfiles
    data_files(n).name;
    disp([data_files(n).name]);
```

```
[ thispathstr,thisname,thisext,thisversn ] = fileparts( data_files( n ). name ) ;
    dat = textread( fullfile( 'c:','jq','work','data','Control
    Patients',data_files( n ). name ) ,'% f', - 1 ,'headerlines',24 )
    ;
    dat = reshape( dat,6,[ ] )';

    [ j,k ] = size( dat ) ;

    tasktimecontrol( n ) = dat( j,1 ) - dat( 1,1 ) ;
    clear dat;
end;
%------------------------ Draw the hist -------------
averagetimepatient = mean( tasktimepatient/1000 ) ;
averagetimecontrol = mean( tasktimecontrol/1000 ) ;
scalar_time =0:20:max( max( tasktimepatient) ,max( tasktimecontrol) )/1000;
if                    ( doplot == 1 )                    subplot( 2,1,1 ) ;
hist( tasktimepatient/1000 ,scalar_time) ;end;

if( doplot == 1 ) title( [ 'Patients" task completion time:' ] ) ;end;

if                    ( doplot == 1 )                    subplot( 2,1,2 ) ;
hist( tasktimecontrol/1000 ,scalar_time) ;end;

if( doplot == 1 ) title( [ 'Control subjects" task completion time:' ] ) ;end;

end
```

附录 Ⅳ

用于识别肢体运动缓慢速度特征的 MATLAB 程序代码如下：

```
% based on script_20040520. m
% locate the Bradykinesia velocity feature
% sample rate 100Hzt.
%
%
%
clear;
doplot = 1;
intv = 1;
datachoice = 2;
sample_rate = 100;

if                                              (datachoice == 2)
data_files = dir(fullfile('c:','jq','work','ydas2_1','liverpooldata','all','
patients','*. txt'));end;
if                                              (datachoice == 3)
data_files = dir(fullfile('c:','jq','work','ydas2_1','liverpooldata','all','
controls','*. txt'));end;
```

```
[ nfiles ,dummy ] = size( data_files ) ;

for n = 1 : nfiles

    data_files( n ). name ;
    disp( [ data_files( n ). name ] ) ;

[ thispathstr ,thisname ,thisext ,thisversn ] = fileparts( data_files( n ). name ) ;
    if                                          ( datachoice == 2 )
dat = textread( fullfile ( ' c : ', ' jq ', ' work ', ' ydas2 _ 1 ', ' liverpooldata ', ' all ',
' patients ',data_files( n ). name ) ,'% f', – 1 ,'headerlines',27 ) ;end ;
    if                                          ( datachoice == 3 )
dat = textread( fullfile ( ' c : ', ' jq ', ' work ', ' ydas2 _ 1 ', ' liverpooldata ', ' all ',
' controls ',data_files( n ). name ) ,'% f', – 1 ,'headerlines',27 ) ;end ;
    dat = reshape( dat ,6 ,[ ] )';
    b = 0 ;
    if                      ( doplot == 1 )                    figure( 'Name',
data_files( n ). name ,'PaperType','A4') ;end ;
    [ j ,k ] = size( dat ) ;
    z = 0 ;

    for i = intv + 1 ; intv : round( j/intv )
        z = z + 1 ;
        b( z ) = sqrt( ( dat( i ,2 ) – dat( i – intv ,2 ) ). ^2 + ( dat( i ,3 ) – dat
( i – intv ,3 ) ). ^2 ) ;
    end
```

```
if( doplot == 1 ) subplot( 2 ,1 ,1 ) ;plot( b ) ;end;
if( doplot == 1 ) title( [ 'Pen velocity:' ] ) ;end;


wn = 1/50;
[ bb ,aa ] = butter( 7 ,wn ) ;
y = filtfilt( bb ,aa ,b ) ;


if( doplot == 1 ) subplot( 2 ,1 ,2 ) ;plot( y ) ;end;
p_mean = mean( y ) * ones( 1 ,length( y ) ) ;
if( doplot == 1 ) hold on;end;
if( doplot == 1 ) plot( p_mean ,'Color' ,'r' ,'LineStyle' ,'-' ) ;end;
va = diff( y ) ;
%----------- find the peak and unpeak points ---------------
j = 0;
l = 0;
for i = 1 :length( va ) - 1
        if( va( i ) > = 0 ) & ( va( i + 1 ) < 0 ) flag_peak( j + 1 ) = i ;j = j + 1;
end;
        if( va( i ) < = 0 ) & ( va( i + 1 ) > 0 ) flag_unpeak( l + 1 ) = i ;l = l + 1;
end;
end;


%----------- find the feature ---------------
bingo( n ) = 0;
if( flag_peak( 1 ) > flag_unpeak( 1 ) )
        for i = 2 :length( flag_peak ) - 2
```

    if

$(y(\text{flag\_unpeak}(i)) < \max(\text{p\_mean})/3) \& (y(\text{flag\_unpeak}(i)) > 0)$

     if

$(\text{flag\_unpeak}(i+1) > \text{flag\_unpeak}(i)) \& ((\text{flag\_peak}(i) - \text{flag\_unpeak}(i))/(\text{flag\_peak}(i+1) - \text{flag\_unpeak}(i+1)) > 2/5) \& ((y(\text{flag\_peak}(i)) - y(\text{flag\_unpeak}(i)))/(y(\text{flag\_peak}(i+1)) - y(\text{flag\_unpeak}(i+1))) < 1/3) \& ((\text{flag\_peak}(i) - \text{flag\_unpeak}(i))/(\text{flag\_unpeak}(i+1) - \text{flag\_peak}(i)) > 1.5) \& ((y(\text{flag\_peak}(i)) - y(\text{flag\_unpeak}(i)))/(\text{flag\_peak}(i) - \text{flag\_unpeak}(i)))/((y(\text{flag\_peak}(i+1)) - y(\text{flag\_unpeak}(i+1)))/(\text{flag\_peak}(i+1) - \text{flag\_unpeak}(i+1))) < 1/2)$

      $\text{bingo}(n) = \text{bingo}(n) + 1; \text{end};$

    end;

   end;

  end;

   if$(\text{flag\_peak}(1) < \text{flag\_unpeak}(1))$

    for $i = 2$:length$(\text{flag\_unpeak}) - 2$

     if

$(y(\text{flag\_unpeak}(i)) < \max(\text{p\_mean})/3) \& (y(\text{flag\_unpeak}(i)) > 0)$

      if

$((\text{flag\_peak}(i+1) - \text{flag\_unpeak}(i))/(\text{flag\_peak}(i+2) - \text{flag\_unpeak}(i+1)) > 2/5) \& ((y(\text{flag\_peak}(i+1)) - y(\text{flag\_unpeak}(i)))/(y(\text{flag\_peak}(i+2)) - y(\text{flag\_unpeak}(i+1))) < 1/3) \& ((\text{flag\_peak}(i+1) - \text{flag\_unpeak}(i))/(\text{flag\_unpeak}(i+1) - \text{flag\_peak}(i+1)) > 1.5) \& ((y(\text{flag\_peak}(i+1)) - y(\text{flag\_unpeak}(i)))/(\text{flag\_peak}(i+1) - \text{flag\_unpeak}(i)))/((y(\text{flag\_peak}(i+2)) - y(\text{flag\_unpeak}(i+1)))/(\text{flag\_}$

$$\text{peak}(i+2) - \text{flag\_unpeak}(i+1)) < 1/2)$$

$$\text{bingo}(n) = \text{bingo}(n) + 1; \text{end};$$

$$\text{end};$$

$$\text{end};$$

$$\text{end};$$

clear flag_peak flag_unpeak b bb aa z y dat;

end;

参考文献

［1］ J. Parkinson, An Essay on the shaking Palsy, *The Journal of Neuropsychiatry and Clinical Neurosciences*, Vol. 19, No. 2, 2002, pp. 223 – 236.

［2］ S. Wong, H. Gilmour, P. Ramage-Morin, Parkinson's disease: Prevalence, diagnosis and impact. *Health Rep*, Vol. 25, No. 11, 2014, pp. 4 – 10.

［3］ O. B. Tysnes and A. Stortein, Epidemiology of Parkinson's disease, *Journal of Neural Transmission*, 2017, pp. 901 – 905.

［4］ R. Burke, Evaluation of the braak staging scheme for Parkinson's disease: Introduction to a panel presentation, *Mov Disord*, 2010, pp. 76 – 77.

［5］ S. M. Fereshtehnejad, Y. Zeighami, A. Dagher and R. B. Postuma, Clinical criteria for subtyping Parkinson's disease: Biomarkers and longitudinal progression, *Brain*, 2017, pp. 1959 – 1976.

［6］ S. Karamintziou, B. Piallat, S. Chabardés, M. Polosan, O. David, G. Tsirogiannis, N. Deligiannis, P. Stathis, G. Tagaris, E. Boviatsis, D. Sakas, G. Polychronaki and K. Nikita, Design of a novel closed-loop deep brain stimulation system for Parkinson's disease and obsessive-compulsive disorder, *IEEE 7th International Conference on Neural Engineering*, 2015.

[7] J. Levin, A. Kurz, T. Arzberger, A. Giese and G. Hoöglingler, The differential diagnosis and treatment of atypical Parkinsonism, *Dtsch Arztebl Int*, Vol. 113, No. 5, 2016, pp. 9 – 61.

[8] J. Rusz, C. Bonnet, J. Klempíř, T. Tykalová, E. Baborová, M. Novotný, A. Rulseh and E. Růžička, Speech disorders reflect differing pathophysiology in Parkinson's disease, progressive supranuclear palsy and multiple system atrophy, *J Neurol*, Vol. 262, 2015, pp. 992 – 1001.

[9] M. R. Cookson, The role of leucine-rich repeat kinase 2 (LRRK2) in Parkinson's disease, *Nature Reviews Neuroscience*, Vol. 11, 2010, pp. 791 – 797.

[10] J. Q. Li, L. Tan and J. T. Yu, The role of the LRRK2 gene in Parkinsonism, *Molecular Neurodegeneration*, Vol. 9, No. 47, 2004.

[11] A. M. Pickrell and R. J. Youle, The roles of PINK1, Parkin and Mitochondrial fidelity in Parkinson's disease, *Neuron*, Vol. 85, 2015, pp. 257 – 273.

[12] K. Nuytemans, J. Theuns, M. Cruts and V. C. Broeckhoven, Genetic etiology of Parkinson disease associated with mutations in the SNCA, PARK2, PINK1, PARK7, and LRRK2 genes: A mutation update, *Human Mutation*, Vol. 31, 2010, pp. 763 – 780.

[13] A. Oczkowska, W. Kozubski, M. Lianeri and J. Dorszewska, Mutations in PRKN and SNCA genes important for the progress of Parkinson's disease, *Current Genomics*, Vol. 14, 2013, pp. 502 – 517.

[14] F. I. Andersson, E. F. Werrell, L. McMorran, W. J. Crone and C. Das, The effect of Parkinson'sdisease-associated mutations on the deubiquitinating enzyme UCH-L1, *Journal of Molecular Biology*, Vol. 47, 2011, pp. 261 – 272.

[15] E. Sidransky and G. Lopez, The link between the GBA gene and parkinsonism, *The Lancet Neurology*, Vol. 11, 2012, pp. 986 – 998.

[16] M. Barkhuizena, D. G. Andersonc and A. F. Groblera, Advances in GBA-associated Parkinson's disease-Pathology, presentation and therapies, *Neurochemistry International*, Vol. 63, 2016, pp. 6 – 25.

[17] T. Oeda, A. Umemura, Y. Mori, S. Tomita and M. Kohsakaa, Impact of glucocerebrosidase mutations on motor and nonmotor complications in Parkinson's disease, *Neurobiology of Aging*, Vol. 36, 2015, pp. 3306 – 3313.

[18] J. Campdelacreu, Parkinson's disease and Alzheimer disease: Enviormental risk factors, *Neurologia*, Vol. 29, 2014, pp. 541 – 549.

[19] R. Pahwa and K. E. Lyons, Early diagnosis of Parkinson's disease: Recommendations from diagnostic clinical guidelines, *American Journal of Managed Care*, Vol. 16, 2010, pp. 94 – 99.

[20] F. Su, J. Wang, B. Deng, X. L. Wei, Y. Y. Chen and H. Y. Li, Adaptive control of Parkinson's state based on a nonlinear computational model with unknown parameters, 2015 25 *International Journal of Neural Systems*, Vol. 25, No. 01, 2015.

[21] L. C. Lin, M. Jung, Y. C. Wu, H. C. She and T. P. Jung, Neural correlates of mathematical problem solving, 2015 25 *International Journal of Neural Systems*, Vol. 25, 2015.

[22] A. Martin-Bastida, S. Pietracupa and P. Piccini, Neuromelanin in parkinsonian disorders: An update, *International Journal of Neuroscience*, Vol. 127, 2017, pp. 1116 – 1123.

[23] F. L. Pagan, Improving outcomes through early diagnosis of Parkinson's disease, *American Journal of Managed Care*, Vol. 18, 2012,

pp. 176 – 182.

[24] M. Cernak, J. R. Orozco-Arroyave, F. Rudzicz, H. Christensen and J. C. Vasquez-Correa, Characterization of voice quality of Parkinson's disease using differential phonological posterior features, *Computer Speech and Language*, Vol. 46, 2017, pp. 196 – 208.

[25] P. Gomez-Vilda, D. Palacios-Alonso, V. Rodellar-Biarge, A. Alvarez-Marquina, V. Niero-Lluis and R. Martinez-Olalla, Parkinson's disease monitoring by biomechanical instability of phonation, *Neurocomputing*, Vol. 255, 2017, pp. 3 – 16.

[26] A. Sadikov, V. Groznik, M. Mozina, J. Zabkar and D. Nyholm, Feasilbility of spirography features for objective assessment of motor function in Parkinson's disease, *Artificial Intelligence in Medicine*, Vol. 81, 2017, pp. 54 – 62.

[27] M. Shi, J. Bradner, A. M. Hancock, K. A. Chung and J. F. Quinn, Cerebrospinal fluid biomarkers for Parkinson disease diagnosis and progression, *Annals of Neurology*, Vol. 69, 2011, pp. 570 – 580.

[28] D. Lindqvist, S. Hall, Y. Surova, H. M. Nielsen and S. Janelidze, Cerebrospinal fluid inflammatory markers in Parkinson's disease-Associations with depression, fatigue, and cognitive impairment, *Brain, Behavior and Immunity*, Vol. 33, 2013, pp. 183 – 189.

[29] D. Cella, Manual of the functional assessment of chronic illness therapy (FACIT) measurement system, *Center on outcomes, research and education (CORE)*, *Evanston Northwestern Healthcare and Northwestern University*, *Evanston IL, Version* 4, 1997.

[30] M. Folstein, S. E. Folstein and P. R. McHugh, Mini-mental state-a practical method for grading the cognitive state of patients for the clinician,

Journal of Psychiatric Research, Vol. 12, 1975, pp. 189 – 198.

[31] A. S. Zigmond and R. P. Snaith, The hospital anxiety and depression scale, *Acta Psychiatrica Scandinavica*, Vol. 67, 1983, pp. 361 – 370.

[32] K. Gmitterova, J. Gawinecka, U. Heinemann, P. Valkovic and I. Zerr, DNA versus RNA oxidation in Parkinson's disease: Which is more important?, *Neuroscience Letters*, Vol. 662, 2018, pp. 22 – 28.

[33] R. Yuvaraj, M. Murugappan, N. M. Ibrahim, K. Sundaraj and M. I. Omar, Detection of emotions in Parkinson's disease using higher oder spectral features from brain's electrical activity, *Biomedical Signal Processing and Control*, Vol. 14, 2014, pp. 108 – 116.

[34] U. R. Acharya, S. V. Sree and J. S. Suri, Automated detection of epileptic EEG signals using higher order cumulants features, *International Journal of Neural Systems*, Vol. 21, 2011, pp. 403 – 414.

[35] E. Castillo, D. Peteiro-Barral, B. G. Berdinas and O. Fontenla-Romero, Distributed one-class support vector machine, *International Journal of Neural Systems*, Vol. 25, 2015.

[36] B. Direito, C. A. Teixeira, F. Sales, M. Castelo-Branco and A. Dourado, A realistic seizure prediction study based on multiclass SVM, *International Journal of Neural Systems*, Vol. 27, 2017.

[37] H. Dai, A wavelet support vector machine-based neural network meta model for structural reliability assessmen, *Computer-Aided Civil and Infrastructure Engineering*, Vol. 32, 2017, pp. 344 – 357.

[38] R. Yuvaraj, M. Murugappan, N. M. Ibrahim, K. Sundaraj and M. I. Omar, Optimal set of EEG features for emotional state classification and trajectory visualization in Parkinson's disease, *International Journal of Psychophysiology*, Vol. 94, 2014, pp. 482 – 495.

[39] R. Yuvaraj, M. Murugappan, U. R. Acharya, H. Adeli, N. M. Ibrahim and E. Mesquita, Brain functional connectivity patterns for emotional state classification in Parkinson's disease patients without dementia, *Behavioral Brain Research*, Vol. 298, 2016, pp. 248 – 260.

[40] M. Nilashi, O. Ibrahim, H. Ahmadi and L. Shahmoradi, An analytical method for diseases prediction using machine learning techniques, *Computers and Chemical Engineering*, Vol. 106, 2017, pp. 212 – 223.

[41] L. F. S. Coletta, E. R. Hruschka, A. Acharya and J. Ghosh, Using metaheuristics to optimize the combination of classifier and cluster ensembles, *Integrated Computer-Aided Engineering*, Vol. 22, 2015, pp. 229 – 242.

[42] H. Abbasi, L. Bennet, A. J. Gunn and C. P. Unsworth, Robust wavelet stabilized footprints of uncertainty for fuzzy system classifiers to automatically detect sharp waves in the EEG after hypoxia ischemia, *International Journal of Neural Systems*, Vol. 27, 2017.

[43] M. Ahmadlou, H. Adeli and A. Adeli, Fractality and a wavelet-chaos-methodology for EEG-based diagnosis of Alzheimer disease, *Alzheimer Disease and Associated Disorders*, Vol. 25, 2011, pp. 85 – 92.

[44] U. R. Acharya, S. V. Sree, G. Swapna, R. J. Martis and J. S. Suri, Automated EEG analysis of epilepsy: A review, *Knowledge-Based Systems*, Vol. 37, 2013, pp. 274 – 282.

[45] U. R. Acharya, V. K. Sudarshan, S. Bhat, H. Adeli and A. Adeli, Computer-aided diagnosis of alcoholism-related EEG signals, *Epilepsy and Behavior*, Vol. 41, 2014, pp. 257 – 263.

[46] M. Ahmadlou and H. Adeli, Fuzzy synchronization likelihood with application to attentiondeficit/hyperactivity disorder, *Clinical EEG and Neuro-*

science, Vol. 42, 2011, pp. 6 – 13.

[47] M. Ahmadlou, H. Adeli and A. Adeli, Fractality analysis of frontal brain in major depressive disorder, *International Journal of Psychophysiology*, Vol. 85, 2012, pp. 206 – 211.

[48] S. Ferdowsi, S. Sanei and V. Abolghasemi, A predictive modeling to analyze data in EEG-fMRI experiments, *International Journal of Neural Systems*, Vol. 25, 2015.

[49] D. Li, H. He, Y. C. Liu and S. D. Chen, Diagnostic accuracy of transcranial sonography of the substantia nigra in Parkinson's disease: A systematic review and meta-analysis, *Scientific Reports*, Vol. 6, 2016.

[50] M. Ahmadlou, A. Adeli, R. Bajo and H. Adeli, Complexity of functional connectivity networks in mild cognitive impairment patients during a working memory task, *Clinical Neurophysiology*, Vol. 125, 2013, pp. 694 – 702.

[51] M. Politis, Neuroimaging in Parkinson disease: From research setting to clinical practice, *Nature Reviews Neurology*, Vol. 10, 2014, pp. 708 – 722.

[52] L. Gao and T. Wu, The study of brain functional connectivity in Parkinson's disease, *Translational Neurodegeneration*, Vol. 5, 2016, pp. 1 – 7.

[53] M. Koziarski and B. Cyganek, Image recognition with deep neural networks in presence of noise-dealing with and taking advantage of distortions, *Integrated Computer-Aided Engineering*, Vol. 24, 2017, pp. 337 – 350.

[54] Y. Zeinalia and B. Story, Competitive probabilistic neural network, *Integrated Computer-Aided Engineering*, Vol. 24, 2017, pp. 105 – 118.

［55］ F. Strom and R. Koker, A parallel neural network approach to prediction of Parkinson's disease, *Expert Systems with Applications*, Vol. 38, 2011, pp. 12470 – 12474.

［56］ F. P. M. Oliveira and M. Castelo-Branco, Computer-aided diagnosis of Parkinson's disease based on FP-CIT SPECT binding potential images, using the voxels-as-features approach and support vector machines, *Journal of Neural Engineering*, Vol. 12, 2015.

［57］ T. Hirschauer, H. Adeli and T. Buford, Computer-aided diagnosis of Parkinson's disease using an enhanced probabilistic neural network, *Journal of Medical Systems*, Vol. 39, 2015.

［58］ M. Ahmadlou and H. Adeli, Enhanced probabilistic neural network with local decision circles: A robust classifier, *Integrated Computer-Aided Engineering*, Vol. 17, 2010, pp. 197 – 210.

［59］ I. Rembado, E. Castagnola, L. Turella, T. Ius, R. Budai, A. Ansaldo, G. N. Angotzi, F. d. Bertoldi, D. Ricci, M. Skrap and L. Fadiga, Independent Component Decomposition of Human Somatosensory Evoked Potentials Recorded by Micro-Electrocorticography, *International Journal of Neural Systems*, Vol. 27, 2017.

［60］ O. Cigdem, I. Beheshti and H. Demirel, Effects of different covariates and contrasts on classification of Parkinson's disease using structural MRI, *Computers in Biology and Medicine*, Vol. 99, 2018, pp. 173 – 181.

［61］ U. R. Acharya, Y. Hagiwara, S. N. Deshpande, S. Suren, J. E. W. Koh, S. L. Oh, N. Arunkumar, E. J. Ciaccio and C. M. Lim, Characterization of focal EEG signals: A review, *Future Generation Computer Systems*, Vol. 91, 2019, pp. 290 – 299.

［62］ C. X. Han, J. Wang, G. S. Yi and Y. Q. Che, Investigation of

EEG abnormalities in the early stage of Parkinson's disease, *Cognitive Neuro-dynamics*, Vol. 7, 2013, pp. 351 – 359.

[63] C. Ornelas-Vences, L. P. Sanchez-Fernandez, L. A. Sanchez-Perez, A. Garza-Rodriguez and A. Villegas-Bastida, Fuzzy inference model evaluating turn for Parkinson's disease patients, *Computers in Biology and Medicine*, Vol. 89, 2017, pp. 379 – 388.

[64] H. B. Kim, W. W. Lee, A. Kim, H. J. Lee, H. Y. Park, H. S. Jeon, S. K. Kim, B. Jeon and K. S. Park, Wrist sensor-based tremor severity quantification in Parkinson's disease using convolutional neural network, *Computers in Biology and Medicine*, Vol. 95, 2018, pp. 140 – 146.

[65] B. T. Klassen, J. G. Hentz, H. A. Shill, E. Driver-Dunckley and V. G. H. Evidente, Quantitative EEG as a predictive biomarker for Parkinson disease dementia, *Neurology*, Vol. 77, 2011, pp. 118 – 124.

[66] X. Jiang and H. Adeli, Wavelet Packet-Autocorrelation Function Method for Traffic Flow Pattern Analysis, *Computer-Aided Civil and Infrastructure Engineering*, Vol. 18, No. 5, 2004, pp. 324 – 337.

[67] A. Alhasan, D. J. White and K. D. Brabanter, Wavelet Filter Design for Pavement Roughness Analysis, *Computer-Aided Civil and Infrastructure Engineering*, Vol. 31, 2016, pp. 907 – 920.

[68] S. L. Oh, Y. Hagiwara, U. Raghavendra, R. Yuvaraj, N. Arunkumar, M. Murugappan and U. R. Acharya, A deep learning approach for Parkinson's disease diagnosis from EEG signals, *Neural Computing and Applications*, 2018, pp. 1 – 7.

[69] M. Hariharan, K. Polat and R. Sindhu, A new hybrid intelligent system for accurate detection of Parkinson's disease, *Computer Methods and Programs in Medicine*, Vol. 113, 2014, pp. 904 – 913.

［70］ A. Samant and A. Adeli, Feature Extraction for Traffic Incident Detection using Wavelet Transform and Linear Discriminant Analysis, *Computer-Aided Civil and Infrastructure Engineering*, Vol. 13, 2000, pp. 241 – 250.

［71］ Y. Zhang, Can a smartphone diagnose Parkinson disease? A deep neural network method and telediagnosis system implementation, *HIndawi Parkinson's Disease*, Vol. 2017.

［72］ J. Hlavnicka, R. Cmejla, T. Tykalova, K. Sonka, E. Ruzicka and J. Rusz, Automated analysis of connected speech reveals early biomarkers of Parkinson's disease in patients, *Nature*, Vol. 7, 2017, pp. 1 – 11.

［73］ D. Joshi, A. Khajuria and P. Joshi, An automatic non-invasive method for Parkinson's disease classification, *Computer Methods and Programs in Biomedicine*, Vol. 145, 2017, pp. 135 – 145.

［74］ Q. W. Oung, S. N. B. M. H, H. Lee and V. Vijean, Empirical wavelet transform based features for classification of Parkinson's disease severity, *Journal of Medical Systems*, Vol. 42, 2018.

［75］ A. Spadotto, R. Guido, J. Papa and A. Falcão, Parkinson's disease identification through optimum-path forest, *IEEE International Conference of the Engineering in Medicine and Biology Society*, 2010, pp. 6087 – 6090.

［76］ J. Papa, A. Falcão and C. Suzuki, Supervised pattern classification based on optimum-path forest, *Int J Imaging Syst Technol*, Vol. 19, 2009, pp. 120 – 131.

［77］ A. Spadotto, R. Guido, F. Carnevali, A. Pagnin, A. Falcão and J. Papa, Improving Parkinson's disease identification through evolutionary-based feature selection, *IEEE International Conference of the Engineering in Medicine and Biology Society*, 2011, pp. 7857 – 7860.

123

[78] S. Pan, S. Iplikci, K. Warwick and T. Aziz, Parkinson's disease tremor classification, a comparison between support vector machines and neural networks, *Expert Syst Appl*, Vol. 39, 2012.

[79] F. Gharehchopogh and P. Mohammadi, A case study of Parkinsons disease diagnosis using artificial neural networks, *Int J Comput Appl*, Vol. 73, 2013, pp. 1 – 6.

[80] M. Peker, B. Sen and D. Delen, Computer-aided diagnosis of Parkinson's disease using complex-valued neural networks and mrmr feature selection algorithm, *J Healthc Eng*, Vol. 6, 2015, pp. 281 – 302.

[81] E. Braatz and R. Coleman, A mathematical model of insulin resistance in Parkinson's disease, *Comput Biol Chem*, Vol. 56, 2015, pp. 84 – 97.

[82] R. Das, A comparison of multiple classification methods for diagnosis of parkinson disease, *Expert Syst Appl*, Vol. 37, 2010, pp. 1568 – 1572.

[83] S. Weber, C. S. Filho, A. Shelp, L. Rezende, J. Papa and C. Hook, Classification of handwriting patterns in patients with Parkinson's disease, using a biometric sensor, *Global Adv Res J Med Med Sci*, Vol. 11, 2014, pp. 362 – 366.

[84] C. Pereira, D. Pereira, F. d. Silva, C. Hook, S. Weber, L. Pereira and J. Papa, A step towards the automated diagnosis of Parkinson's disease: Analyzing handwriting movements, *IEEE 28th International Symposium on Computer-based Medical Systems*, 2015, pp. 171 – 176.

[85] C. Pereira, D. Pereira, G. Rosa, V. Albuquerque, S. Weber, C. Hook and J. Papa, Handwritten dynamics assessment through convolutional neural networks: An application to Parkinson's disease identification, *Artif*

Intell Med, Vol. 87, 2018, pp. 67 – 77.

[86] C. Pasluosta, H. Gassner, J. Winkler, J. Klucken and B. Eskofier, An emerging era in the management of Parkinson's disease: Wearable technologies and the internet of things, *IEEE J Biomed Health Inform*, 2015, pp. 1873 – 1881.

[87] Y. Zhao, T. Heida, E. v. Wegen, B. Bloem and R. v. Wezel, E-health support in people with Parkinson's disease with smart glasses: A survey of user requirements and expectations in the netherlands, *J Parkinson's Dis*, Vol. 5, 2015, pp. 369 – 378.

[88] D. Harris, T. Rantalainen, M. Muthalib, L. Johnson and W. Teo, Exergaming as a viable therapeutic tool to improve static and dynamic balance among older adults and people with idiopathic Parkinson's disease: a systematic review and meta-analysis. , *Front Aging Neurosci*, Vol. 7, 2015, pp. 1 – 12.

[89] J. Stamford, P. Schmidt and K. Friedl, What engineering technology could do for quality of life in Parkinson's disease: A review of current needs and opportunities, *IEEE J Biomed Health Inform*, Vol. 19, 2015, pp. 1862 – 1872.

[90] M. Ekker, S. Janssen, J. Nonnekes, B. Bloem and N. d. Vries, Neurorehabilitation for Parkinson's disease: future perspectives for behavioural adaptation, *Parkinsonism Relat Disord*, Vol. 22, 2016.

[91] P. H. Chen, R. L. Wang, D. J. Liou and J. S. Shaw, Gait disorders in Parkinson's disease: Assessment and management, *International Journal of Gerontology*, Vol. 7, 2013, pp. 189 – 193.

[92] S. N. Rai, H. Birla, W. Zahra, S. S. Singh and S. P. Singh, Immunomodulation of Parkinson's disease using Mucuna pruriens (Mp), *Jour-

nal of Chemical Neuroanatomy, Vol. 85, 2017, pp. 27 – 35.

[93] E. J. Palomo and E. Lopez-Rubio, Learning topologies with the growing neural forest, *International Journal of Neural Systems*, Vol. 26, 2016.

[94] P. Arena, M. Cali, L. Patane, A. Portera and R. Strauss, A fly-inspired mushroom bodies model for sensory motor control through sequence and sub-sequence learning, *International Journal of Neural Systems*, Vol. 26, 2016.

[95] O. Hornykiewicz, *Encyclopedia of Life Sciences || Parkinson Disease*, Hoboken: Wiley-Blackwell, 2001.

[96] A. D. Korczyn, Vascular parkinsonism-characteristics, pathogenesis and treatment, *Nature Review Neurology*, Vol. 11, 2015, pp. 319 – 326.

[97] P. Martinez-Martin, A. Gil-Nagel, L. Gracia, J. Gomez, J. Martinez-Sarries and F. Bermejo, Unified Parkinson's Disease Rating Scale characteristics and structure, *Move Disorder*, Vol. 9, 1994, pp. 76 – 83.

[98] P. Drotar, J. Mekyska, I. Rektorová, L. Masarová, Z. Smékal and M. Faundez-Zanuy, Evaluation of handwriting kinematics and pressure for differential diagnosis of Parkinson's disease, *Artificial Intelligence in medicine*, 2016, pp. 39 – 46.

[99] A. Connolly, W. Kaemmerer, S. Dani, S. Stanslaski, E. Panken, M. Johnson and T. Denison, Guiding deep brain stimulation contact selection using local field potentials sensed by a chronically implanted device in Parkinson's disease patients, *7th International Conference on Neural Engineering*, 2015, pp. 840 – 843.

[100] F. Wahid, R. Begg, C. Hass, S. Halgamuge and D. Ackland,

Classification of Parkinson's disease gait using spatial-temporal gait features, *IEEE J Biomed Health Inform*, Vol. 19, 2015, pp. 1794 – 802.

[101] S. Smith, M. Lones, M. Bedder, J. Alty, J. Cosgrove, R. Maguire, M. Pownall, D. Ivanoiu, C. Lyle, A. Cording and J. Elliott, Computational approaches for understanding the diagnosis and treatment of Parkinson's disease, *Inst Eng Technol Syst Biol*, Vol. 9, 2015, pp. 226 – 233.

[102] F. Segovia, I. Illán, J. Górriz, J. Ramírez, A. Rominger and J. Levin, Distinguishing Parkinson's disease from atypical parkinsonian syndromes using pet data and a computer system based on support vector machines and bayesian networks, *Frontiers in Neuroscience*, Vol. 9, 2015, pp. 1 – 8.

[103] D. Cook, M. Schmitter-Edgecombe and P. Dawadi, Analyzing activity behavior and movement in a naturalistic environment using smart home techniques, *IEEE J Biomed Health Inform*, Vol. 19, 2015, pp. 1882 – 1892.

[104] R. Shamir, T. Dolber, A. Noecker, B. Walter and C. McIntyre, Machine learning approach to optimizing combined stimulation and medication therapies for Parkinson's disease, *Brain Stimul*, Vol. 8, 2015, pp. 1025 – 1032.

[105] C. Tucker, S. Conrad, I. Behoora, H. Nembhard, M. Lewis, N. Sterling and X. Huang, Machine learning classification of medication adherence in patients with movement disorders using non-wearable sensors, *Comput Biol Med* Vol. 66, 2015, pp. 120 – 134.

[106] A. Procházka, O. Vysata, M. Valis, O. Tupa, M. Schätz and V. Marík, Bayesian classification and analysis of gait disorders using image and depth sensors of microsoft kinect, *Digit Signal Process*, Vol. 47, 2015, pp. 169 – 177.

[107] G. Singh and L. Samavedham, Algorithm for image-based bio-

marker detection for differential diagnosis of Parkinson's disease, *Int Fed Autom Control-PapersOnLine*, Vol. 48, 2015, pp. 918 – 923.

[108] G. Singh and L. Samavedham, Unsupervised learning based feature extraction for differential diagnosis of neurodegenerative diseases: A case study on early-stage diagnosis of Parkinson disease, *J Neurosci Methods*, Vol. 256, 2015, pp. 30 – 40.

[109] L. Zhang, M. Wang, N. Sterling, E. Lee, P. Eslinger, D. Wagner, G. Du, M. Lewis, Y. Truong, D. Bowman and X. Huang, Cortical thinning and cognitive impairment in Parkinson's disease without dementia, *IEEE Trans Comput Biol Bioinform*, 2015.

[110] A. Szymanski, S. Szlufik, J. Dutkiewicz, D. Koziorowski, M. Cacko, M. Nieniecki and A. Przybyszewski, Data mining using spect can predict neurological symptom development in Parkinson's patients, *IEEE 2nd international conference in cybernetics*, 2015, pp. 218 – 823.

[111] M. Hall, E. Frank, G. Holmes, B. Pfahringer, P. Reutemann and I. Witten, The WEKA data mining software: an update, *ACM SIGKDD Explor Newsl*, Vol. 11, 2009, pp. 10 – 18.

[112] J. Paredes, B. Munoz, W. Agredo, Y. Araújo, J. Orozco and A. Navarro, A reliability assessment software using kinect to complement the clinical evaluation of Parkinson's disease, *IEEE 37th Annual International Conference of the Engineering in Medicine and Biology Society*, 2015.

[113] S. Hewavitharanage, J. Gubbi, D. Thyagarajan, K. Lau and M. Palaniswami, Automatic segmentation of the rima glottidis in 4D laryngeal CT scans in Parkinson's disease, *IEEE 37th Annual International Conference of the Engineering in Medicine and Biology Society*, 2015.

[114] N. Bhalchandra, R. Prashanth, S. Roy and S. Noronha, Early

detection of Parkinson's disease through shape based features from 123i-ioflu-pane spect imaging, *IEEE 12th International Symposium on Biomedical Imaging*, 2015.

[115] Y. Wu, X. Luo, P. Chen, L. Liao, S. Yang and R. Rangay-yan, Forward autoregressive modeling for stride process analysis in patients with idiopathic Parkinson's disease, *IEEE International Symposium on Medical Measurements and Applications*, 2015.

[116] B. Rana, A. Juneja, M. Saxena, S. Gudwani, S. Kumaran, R. Agrawal and M. Behari, Regions-of-interest based automated diagnosis of Parkinsons disease using t1-weighted MRI, *Expert Syst Appl*, Vol. 42, 2015, pp. 4506 – 4516.

[117] A. Rocha, H. Choupina, J. Fernandes, M. Rosas, R. Vaz and J. Cunha, Kinect v2 based system for Parkinson's disease assessment, *IEEE 37th Annual International Conference of the Engineering in Medicine and Biology Society*, 2015.

[118] B. Li, C. Li, J. Zhang and D. Meng, Automated segmentation and reconstruction of the subthalamic nucleus in Parkinson's disease patients, *Neuromodul: Technol Neural Interface*, Vol. 19, 2016, pp. 13 – 19.

[119] A. Wabnegger, R. Ille, P. Schwingenschuh, P. Katschnig, M. Kögl, K. Wenzel and A. Schienle, Facial emotion recognition in Parkinson's disease: An fMRI investigation, *Public Library Sci One*, Vol. 10, 2015, pp. 1 – 9.

[120] U. Clark, S. Neargarder and A. Golomb, Specific impairments in the recognition of emotional facial expressions in Parkinson's disease, *Neuropsychologia*, Vol. 46, 2008, pp. 2300 – 2309.

[121] G. Castellanos, M. Seara, O. Betancor, S. Cubero, M. Puig-

vert, J. Uranga, M. Vidorreta, J. Irigoyen, E. Lorenzo, A. Barrutia, C. Solorzano, P. Pastor and M. Pastor, Automated neuromelanin imaging as a diagnostic biomarker for Parkinson's disease, *Mov Disord* Vol. 30, 2015, pp. 945 – 952.

[122] M. Gilat, J. Shine, C. Walton, C. Callaghan, J. Hall and S. Lewis, Brain activation underlying turning in Parkinson's disease patients with and without freezing of gait: A virtual reality fMRI study, *Nat Partner J Parkinson's Dis*, Vol. 1, 2015, P. 15020.

[123] D. Feis, E. Pelzer, L. Timmermann and M. Tittgemeyer, Classification of symptom-side predominance in idiopathic Parkinson's disease, *Nat Partner J Parkinson's Dis*, Vol. 1, 2015, P. 15018.

[124] I. Illán, J. Górriz, J. Ramírez, F. Segovia, J. Jiménez-Hoyuela and S. Lozano, Automatic assistance to Parkinson's disease diagnosis in DaTSCAN SPECT imaging, *Med Phys*, Vol. 39, 2012, pp. 5971 – 5980.

[125] F. Segovia, J. Górriz, J. Álvarez, J. Jiménez-Hoyuela and S. Ortega, Improved Parkinsonism diagnosis using a partial least squares based approach, *Med Phys*, 2012, P. 37.

[126] A. Rojas, J. Górriz, J. Ramírez, I. Illán, F. Martínez-Murcia, A. Ortiz, M. Río and M. Moreno-Caballero, Application of empirical mode decomposition (EMD) on DaTSCAN SPECT images to explore Parkinson disease, *Expert Syst Appl*, Vol. 40, 2013, pp. 2756 – 2766.

[127] F. Martinez-Murcia, R. J. Górriz JM, M. Moreno-Caballero and M. Gómez-Río, Parametrization of textural patterns in 123I-ioflupane imaging for the automatic detection of Parkinsonism, *Med Phys* 2014, P. 41.

[128] F. Martínez-Murcia, J. Górriz, J. Ramírez, I. Illán and A. Ortiz, Automatic detection of Parkinsonism using significance measures and

component analysis in DaTSCAN imaging. , *Neurocomputing* Vol. 126, 2014, pp. 58 – 70.

[129] A. Brahim, J. Ramírez, J. Górriz, L. Khedher and D. Salas-Gonzalez, Comparison between different intensity normalization methods in 123i-ioflupane imaging for the automatic detection of Parkinsonism, *PLOS ONE*, 2015, P. 10.

[130] T. Villa-Cañas, J. Arias-Londoño, J. Vargas-Bonilla and J. Orozco-Arroyave, Timefrequency approach in continuous speech for detection of Parkinson's disease. , 20*th Symposium on Signal Processing Images and Computer Vision*, 2015.

[131] S. Restrepo-Agudelo and S. Roldán-Vasco, Time domain recon-struction of basal ganglia signals in patient with Parkinson's disease, 20*th Symposium on Signal Processing*, *Images and Computer Vision*, 2015.

[132] M. Su and K. Chuang, Dynamic feature selection for detecting Parkinson's disease through voice signal, *IEEE International Microwave Workshop Series on RF and Wireless Technologies for Biomedical and Healthcare Applications*, 2015.

[133] A. ndojoseno, M. Gilat, QT. Ly, H. Chamtie, JM. Shine, T. Nguyen, Y. Tran, SJG. Lewis and H. Nguyen, An eeg study of turning freeze in Parkinson's disease patients: the alteration of brain dynamic on the motor and visual cortex, *IEEE 37th Annual International Conference of the Engineering in Medicine and Biology Society*, 2015.

[134] O. Ertugrul, Y. Kaya, R. Tekin and M. Almali, Detection of Parkinson's disease by shifted one dimensional local binary patterns from gait, *Expert Syst Appl*, Vol. 56, 2016, pp. 156 – 163.

[135] Z. Smekal, J. Mekyska, Z. Galaz, Z. Mzourek, I. Rektorova

and M. Faundez-Zanuy, Analysis of phonation in patients with Parkinson's disease using empirical mode decomposition, *International symposium on signals, circuits and systems*, 2015.

[136] J. Mekyska, Z. Galaz, Z. Mzourek, Z. Smekal, I. Rektorova, I. Eliasova, M. Kostalova, M. Mrackova, D. Berankova, M. Faundez-Zanuy, K. d. Ipiña and J. Alonso-Hernandez, Assessing progress of Parkinson's disease using acoustic analysis of phonation, 4th international work conference on bioinspired intelligence, 2015.

[137] V. Ruonala, M. Tarvainen, P. Karjalainen, E. Pekkonen and S. Rissanen, Autonomic nervous system response to l-dopa in patients with advanced Parkinson's disease, *IEEE 37th Annual International Conference of the Engineering in Medicine and Biology Society*, 2015.

[138] G. Arnulfo, A. Canessa, F. Steigerwald, N. Pozzi, J. Volkmann, P. Massobrio, S. Martinoia and I. Isaias, Characterization of the spiking and bursting activity of the subthalamic nucleus in patients with Parkinson's disease, International conference on advances in biomedical engineering, 2015.

[139] Y. Dai, W. Kuang, B. Ling, Z. Yang, K. Tsang, H. Chi, C. Wu, H. Chung and G. Hancke, Detecting Parkinson's diseases via the characteristics of the intrinsic mode functions of filtered electromyograms, *IEEE 13th International Conference on Industrial Informatics*, 2015.

[140] K. Eftaxias, S. Enshaeifar, O. Geman, S. Kouchaki and S. Sanei, Detection of Parkinson's tremor from emg signals; a singular spectrum analysis approach, *IEEE International Conference on Digital Signal Processing*, 2015, pp. 398 – 402.

[141] A. Mohammed, M. Zamani, R. Bayford and A. Demosthenous,

Patient specific Parkinson's disease detection for adaptive deep brain stimulation, *IEEE 37th Annual International Conference of the Engineering in Medicine and Biology Society*, 2015.

[142] E. Belalcazar-Bolanos, J. Arias-Londono, J. Vargas-Bonilla and J. Orozco-Arroyave, Nonlinear glottal flow features in Parkinson's disease detection, 20th symposium on signal processing, images and computer vision, 2015.

[143] L. Iuppariello, P. Bifulco, G. D'Addio, B. Lanzillo, F. Lullo, F. Gallo, M. Romano and M. Cesarelli, The effects of the vibratory stimulation of the neck muscles for the evaluation of stepping performance in Parkinson's disease, *IEEE International Symposium on Medical Measurements and Applications*, 2015.

[144] M. Alekhya and V. Chakravarthy, A computational basal ganglia model to assess the role of stn-dbs on impulsivity in Parkinson's disease, *International Joint Conference on Neural Networks*, 2015.

[145] C. Thanawattano, C. Anan, R. Pongthornseri, S. Dumnin and R. Bhidayasiri, Temporal fluctuation analysis of tremor signal in Parkinson's disease and essential tremor subjects, *IEEE 37th annual international conference of the engineering in medicine and biology society*, 2015.

[146] C. Camara, K. Warwick, R. Bruña, T. Aziz, F. d. Pozo and F. Maestú, A fuzzy inference system for closed-loop deep brain stimulation in Parkinson's disease, *J Med Syst*, Vol. 39, 2015.

[147] T. Chomiak, F. Pereira, N. Meyer, N. d. Bruin, L. Derwent, K. Luan, A. Cihal, L. Brown and B. Hu, A new quantitative method for evaluating freezing of gait and dualattention task deficits in Parkinson's disease, *J Neural Transm*, Vol. 122, 2015, pp. 1523 – 1531.

〔148〕 L. Naranjo, C. Pérez, Y. Roca and J. Martín, Addressing voice recording replications for Parkinsons disease detection, *Expert Syst Appl*, Vol. 46, 2016, pp. 286 – 292.

〔149〕 G. Defazio, M. Guerrieri, D. Liuzzi, A. Gigante and V. d. Nicola, Assessment of voice and speech symptoms in early Parkinson's disease by the robertson dysarthria profile, *Neurol Sci*, Vol. 37, 2015, pp. 443 – 449.

〔150〕 G. Lancioni, N. Singh, M. O'Reilly, J. Sigafoos, F. D'Amico, G. Sasanelli, F. Denitto and R. Lang, Technology-aided leisure and communication: Opportunities for persons with advanced Parkinson's disease, *Dev Neurorehabil*, 2015, pp. 1 – 7.

〔151〕 S. Arora, V. Venkataraman, A. Zhan, S. Donohue, K. Biglan, E. Dorsey and M. Little, Detecting and monitoring the symptoms of Parkinsons disease using smartphones: A pilot study, *Parkinsonism Relat Disord*, Vol. 21, 2015, pp. 650 – 653.

〔152〕 V. Ivkovic, S. Fisher and W. Paloski, Smartphone-based tactile cueing improves motor performance in Parkinsons disease, *Parkinsonism Relat Disord*, Vol. 22, 2016, pp. 42 – 47.

〔153〕 N. Kostikis, D. Hristu-Varsakelis, M. Arnaoutoglou and C. Kotsavasiloglou, A smartphone-based tool for assessing parkinsonian hand tremor, *IEEE J Biomed Health Inform*, Vol. 19, 2015, pp. 1835 – 1842.

〔154〕 Y. Bai, C. – C. Chan and C. – H. Yu, Design and implementation of a user interface of a smartphone for the Parkinson's disease patients, *IEEE International Conference on Consumer Electronics*, 2015.

〔155〕 H. Kim, H. Lee, W. Lee, S. Kwon, S. Kim, H. Jeon, H. Park, C. Shin, W. Yi, B. Jeon and K. Park, Unconstrained detection of freezing of gait in Parkinson's disease patients using smartphone, *IEEE 37th Annual Inter-*

national Conference of the Engineering in Medicine and Biology Society, 2015.

[156] R. Ellis, Y. Ng, S. Zhu, D. Tan, B. Anderson, G. Schlaug and Y. Wang, A validated smartphone-based assessment of gait and gait variability in Parkinson's disease, *Public Library Sci One*, Vol. 10, 2015, P. e0141694.

[157] W. Yang, H. Wang, R. Wu, C. Lo and K. Lin, Home-based virtual reality balance training and conventional balance training in Parkinson's disease: A randomized controlled trial, *J Formos Med Assoc*, 2016.

[158] S. Waechter, C. Fearon, C. McDonnell, J. Gallego, B. Quinlivan, I. Killane, J. Butler, T. Lynch and R. Reilly, The impact of dual tasking on cognitive performance in a Parkinson's disease cohort with and without freezing of gait: an EEG and behavioral based approach, *IEEE 7th International Conference on Neural Engineering*, 2015.

[159] N. Khobragade, D. Graupe and D. Tuninetti, Towards fully automated closed-loop deep brain stimulation in Parkinson's disease patients: a lamstar-based tremor predictor, *IEEE 37th Annual International Conference of the Engineering in Medicine and Biology Society*, 2015.

[160] G. Navarro, I. Magariño and P. Lorente, A kinect-based system for lower limb rehabilitation in Parkinson's disease patients: A pilot study, *J Med Syst*, Vol. 39, 2015, pp. 1 – 10.

[161] J. Jellish, J. Abbas, T. Ingalls, P. Mahant, J. Samanta, M. Ospina and N. Krishnamurthi, A system for real-time feedback to improve gait and posture in Parkinson's disease, *IEEE J Biomed Health Inform*, Vol. 19, 2015, pp. 1809 – 1819.

[162] H. Y. M. Mitoma, M. Higuma, N. Sanjo, T. Yokota and H. Terashi, Ambulatory gait behavior in patients with dementia: A comparison

with Parkinson's disease, *IEEE Trans Neural Syst Rehabil Eng*, 2015, P. 99.

[163] A. Tay, S. Yen, P. Lee, C. Wang, A. Neo, S. Phan, K. Yogaprakash, S. Liew and W. Au, Freezing of gait (FoG) detection for Parkinson disease, *10th Asian control conference*, 2015.

[164] S. Mazilu, U. Blanke and G. Tröster, Gait, wrist, and sensors: detecting freezing of gait in Parkinson's disease from wrist movement, *IEEE international conference on pervasive computing and communication workshops*, 2015.

[165] S. Mazilu, A. Calatroni, E. Gazit, A. Mirelman, J. Hausdorff and G. Troster, Prediction of freezing of gait in Parkinson's from physiological wearables: an exploratory study, *IEEE J Biomed Health Inform*, Vol. 19, 2015, pp. 1843 - 1854.

[166] P. Lorenzi, R. Rao, G. Romano, A. Kita, M. Serpa, F. Filesi, F. Irrera, M. Bologna, A. Suppa and A. Berardelli, Smart sensors for the recognition of specific human motion disorders in Parkinson's disease, *IEEE 6th International Workshop on Advances in Sensors and Interfaces*, 2015.

[167] S. Reinfelder, R. Hauer, J. Barth, J. Klucken and B. Eskofier, Timed up-and-go phase segmentation in Parkinson's disease patients using unobtrusive inertial sensors, *IEEE 37th Annual International Conference of the Engineering in Medicine and Biology Society*, 2015.

[168] Z. Dong, H. Gu, Y. Wan, W. Zhuang, R. Rojas-Cessa and E. Rabin, Wireless body area sensor network for posture and gait monitoring of individuals with Parkinson's disease, *IEEE 12th International Conference on networking, Sensing and Control*, 2015.

[169] D. Trojaniello, A. Ravaschio, J. Hausdorff and A. Cereatti, Comparative assessment of different methods for the estimation of gait temporal parameters using a single inertial sensor: application to elderly, post-stroke, Parkinson's disease and huntington's disease subjects, *Gait Posture*, Vol. 42, 2015, pp. 310 – 316.

[170] P. McCandless, B. Evans, J. Janssen, J. Selfe, A. Churchill and J. Richards, Effect of three cueing devices for people with Parkinson's disease with gait initiation difficulties, *Gait Posture*, Vol. 44, 2016, pp. 7 – 11.

[171] X. Shao, R. Carriere, J. Lee, C. Youssef and A. Mesioye, It is never too late: Using a computer program to treat hand contractures associated with Parkinson's disease, *Eur Geriatr Med*, Vol. 15, 2016, pp. 153 – 155.

[172] D. Volpe, M. Morris, A. Guiotto, R. Iansek, G. Frazzitta and Z. Sawacha, Under water gait analysis in Parkinson's disease, *Gait Posture*, Vol. 2, 2016.

[173] J. Qiang and C. Marras, Telemedicine in Parkinson's disease: A patient perspective at a tertiary care centre, *Parkinsonism Relat Disord*, Vol. 21, 2015, pp.: 525 – 528.

[174] M. Kraepelien, P. Svenningsson, N. Lindefors and V. Kaldo, Internet-based cognitive behavioral therapy for depression and anxiety in Parkinson's disease, *Internet Interv*, Vol. 2, 2016, pp. 1 – 6.

[175] J. Ferreira, A. Santos, J. Domingos, H. Matthews, T. Isaacs, J. Duffen, A. Al-Jawad, F. Larsen, J. Serrano, P. Weber, A. Thoms, S. Sollinger, H. Graessner and W. Maetzler, Clinical parameters and tools for home-based assessment of Parkinson's disease: results from a delphi study, *J Parkinson's Dis*, Vol. 5, 2015, pp. 281 – 290.

［176］ B. Sakar, M. Isenkul, C. Sakar, A. Sertbas, F. Gurgen, S. Delil, H. Apaydin and O. Kursun, Collection and analysis of a Parkinson speech dataset with multiple types of sound recordings, *IEEE J Biomed Health Inform*, Vol. 17, 2013, pp. 828 – 834.

［177］ S. Mazilu, U. Blanke, D. Roggen, J. Hausdorff, G. Tröster, E. Gazit and J. Hausdorff, Engineers meet clinicians: augmenting Parkinson's disease patients to gather information for gait rehabilitation, 4*th augmented human international conference*, 2013.

［178］ S. Mazilu, U. Blanke, D. Roggen, J. Hausdorff and G. Tröster, Engineers meet clinicians: augmenting Parkinson's disease patients to gather information for gait rehabilitation, 4*th augmented human international conference*, 2013.

［179］ H. Harms, O. Amft, R. Winkler, J. Schumm, M. Kusserow and G. Troester, Ethos: miniature orientation sensor for wearable human motion analysis, *IEEE Sensors*, 2010, pp. 1037 – 1042.

［180］ J. Mukherjee, Z. – Y. Yang, T. Brown, J. Roemer and M. Cooper, 18f-desmethoxyfallypride: A fluorine-18 labeled radiotracer with properties similar to carbon-11 raclopride for pet imaging studies of dopamine d2 receptors, *Life Sci*, Vol. 59, 1996, pp. 669 – 678.

［181］ G. Gründer, T. Siessmeier, M. Piel, I. Vernaleken, H. Buchholz, Y. Zhou, C. Hiemke, D. Wong, F. Rösch and P. Bartenstein, Quantification of d2-like dopamine receptors in the human brain with 18f-desmethoxyfallypride, *J Nucl Med*, Vol. 44, 2003, pp. 109 – 116.

［182］ J. Orozco-Arroyave, J. Arias-Londoño, J. Vargas-Bonilla, M. Gonzalez-Rátiva and E. Nöth, New spanish speech corpus database for the analysis of people suffering from Parkinson's disease, ninth international conference on language resources and evaluation（LREC'14）, 2014.

［183］A. Trister, E. Dorsey and S. Friend, Smartphones as new tools in the management and understanding of Parkinson's disease, *NPJ Parkinson's Dis*, Vol. 2, 2016, P. 16006.

［184］B. Bot, C. Suver, E. Neto, M. Kellen, A. Klein, C. Bare, M. Doerr, A. Pratap, J. Wilbanks, E. Dorsey, S. Friend and A. Trister, The mpower study, Parkinson disease mobile data collected using research-kit, *Sci Data*, Vol. 3, 2016, P. 160011.

［185］M. Memedi, J. Westin, D. Nyholm, M. Dougherty and T. Groth, A web application for follow-up of results from a mobile device test battery for Parkinson's disease patients, *Comput Methods Prog Biomed*, Vol. 104, 2011, pp. 219 – 226.

［186］J. Westin, M. Dougherty, D. Nyholm and T. Groth, A home environment test battery for status assessment in patients with advanced Parkinson's disease, *Comput Methods Prog Biomed*, Vol. 98, 2010, pp. 27 – 35.

［187］P. Pal, A. Samii and D. Calne, Cardinal features of early Parkinson's disease, In W. W. e. In: Factor SA（ed.）, *Parkinson's Disease Diagnosis and Clinical Management*, New York, NY 2002, pp. 41 – 56.

［188］M. Gresty and L. Findley, Postural and resting tremors in Parkinson's disease, *Adv Neurol*, Vol. 40, 1984, pp. 361 – 364.

［189］L. Findley and M. Gresty, *Movement disorders: Tremor*, London: Palgrave Macmillan, 1984, pp. 295 – 304.

［190］N. Yanagisawa, S. Fujimoto and F. Tamaru, Bradykinesia in Parkinson's disease: Disorders of Onset and Execution of Fast Movement, *Eur Neurol*, Vol. 29, 1989, pp. 19 – 28.

[191] R. J. Elble, R. Sinha and C. Higgins, Quantification of tremor with a digitizing tablet, *Journal of Neuroscience Methods*, Vol. 32, 1990, pp. 193 – 198.

[192] R Agostino, A Berardelli, A Formica, N Accornero, Sequential arm movements in patients with Parkinson's disease, Huntington's disease and dystonia, *Brain*, Vol. 115, 1992, pp. 1481 – 1495.

[193] D. P. Redmond and F. W. F. W. Hegge, Observations on the design and specification of a wrist-worn human activity monitoring system, *Behavior Research Methods*, *Instruments & Computers*, Vol. 17, 1985, pp. 659 – 669.

[194] S. A. K. Wilson, Some disorders of motility and of muscle tone, with special reference to the corpus striatum, *The Lancet*, Vol. The Lancet, 1925, pp. 1 – 10.

[195] A. BERARDELLI, J. C. Rothwell, P. D. Thompson and M. Hallett, Pathophysiology of bradykinesia in Parkinson's disease, *Brain*, Vol. 124, 2001, pp. 2131 – 2146.

[196] J. F. Miller and P. Thomson, Cartesian Genetic Programming, Third European Conference on Genetic Programming, 2000.

[197] J. F. Miller, D. Job and V. K. Vasilev, Principles in the evolutionary design of digital circuits, *Genetic Programming and Evolvable Machines*, Vol. 1, 2000, pp. 7 – 36.

[198] W. Langdon, Quadratic bloat in genetic programming, *GECCO – 2000*, 2000.

[199] M. A. Lones, Enzyme Genetic Programming, Vol. PhD Thesis, 2003.

[200] M. A. Lones and A. M. Tyrrell, Biomimetic representation with

enzyme genetic programming. , *Gen Program Evolvable Machines*, Vol. 3, 2002, pp. 193 – 217.

[201] M. A. Lones and A. M. Tyrrell, Modelling biological evolvability: Implicit context and variation filtering in enzyme generic programming. , *BioSystems*, Vol. 76, 2004, pp. 229 – 238.

[202] S. L. Smith, S. Leggett and A. M. Tyrrell, An implicit context representation for evolving image processing filters. , 7th Workshop on Evolutionary Computation in Image Analysis and Signal Processing, 2005.

[203] M. A. Lones and A. M. Tyrrell, "Enzyme genetic programming," Proceedings of the 2001 Congress on Evolutionary Computation (IEEE Cat. No. 01TH8546), Vol. 2, 2001, pp. 1183 – 1190.